スウェーデンの作業療法士

大変なんです、
でも最高に面白いんです

河本佳子

新評論

まえがき

「スウェーデンにどうして来たの？」と、よくスウェーデン人にも日本人にも尋ねられる。そのときに私は、スウェーデンの児童文学者アストリッド・リンドグレーン女史が大好きで、彼女の本を原語で読みたかったから、と答えている。

アストリッド・リンドグレーンは、『長くつ下のピッピ』や『やかまし村の子どもたち』を書き、百をも超える世界中の言葉に訳され、子どもたちにもっとも愛されている作家である。彼女は、森や湖のたくさんある自然の中で、裸足の指と指の間に泥土をニュルッと挟んでよく子どもが遊ぶあの幸福感を、そのまま描写できる人なのだ。それにピッピという世界一強い女の子は、戦後の貧しい日本で生まれ、父亡き後の母子家庭で育った私に、強くなること、そしてそれが自立に通じるということも教えてくれた。もっともピッピの強さは、周りの大人を常にアッと驚かし、子どもたちの羨望を浴びるという強さではあったが……。そのピッピが、果敢にもたった一人で生活していく強さが私にはとても魅力的だった。

私の母は教育を受けたくても受けられなかった時代の人で、これから生きていくには、女であっても手に職をつけなくてはと常日ごろより口癖のように言っていた。その母は、スウェーデン宣教師たちの下で働きながら私と姉を育ててくれた。そんなわけで、私は幼いころからスウェーデン宣教師の子どもたちと遊び、スウェーデン料理を口にし、スウェーデンという国に間接的にではあるがずーっと馴染んできていたのだ。『長くつ下のピッピ』にも、そんなわけで感覚的に共鳴したのかもしれない。

三〇年も昔のことである。私が何の違和感も抱かないままスウェーデンに来た当時は、日本人も少なく、ましてたった一人で来たことにどこへ行っても珍しがられ、日本にフォークとナイフはあるのか、電気はあるのか、と尋ねられておおいに戸惑ったものだ。私は、幸い母の願う通り幼稚園教諭の資格をとっていたので、言葉さえマスターすればすぐにでもベビーシッターや保育関係の仕事にありつくことができた。しかし、スウェーデン人と同等の資格と給料を得るためには、再度ストックホルム大学で勉強し直さなければならなかった。

この国で凄いのは、たとえ日本国籍をもつ外国人である私にさえも、学習意欲さえあれば就学ローンが借りられることだ。小学一年生に戻ったような気分でスウェーデン人たちと机を並べて勉強し、そしてそのことの面白さを初めて味わった。日本のように暗記に悩まされる勉強ではなく、何を、どうして、その結果は、その効果は、という対話に基づいて論理を調べていく勉強方法だった。この学び方は、自分の中にあった探求心を相当揺さぶったと思う。何故こうなるのか、どうしてそうなるのか、それでいいのか、こうやりたい、こうやった方がいいのでは、と次々にわき起こる興味心を静めるために、後々も、働きながらルンド大学でドラマ教育学（演劇を通じて表現力を養う教育）や心理学の単位をも取った。そして、誰に薦められたのでもなく、作業療法士という、自分で選んだ職業に転職するべく道をとったのである。

幼児教育をスウェーデンでするということは、受け持ちのクラスに必ず障害児も引き受けるということであった。初めは脳性麻痺の子ども、それから聾唖の子ども、ダウン症の子ども、重複障害児等々。週一度の訓練にハビリテーリングセンター（二六ページからを参照）までついて行き、障害児への医療知識も学び訓練にも加わった。手話を覚え、手話で歌を歌い、脳性麻痺の子どもの歩行訓練も、毎日の積み重ねが重要だとして幼稚園で行った。おかげで、障害児教育と作業療法士という仕事を通じて、私はスウェーデンの恵まれた障害者のあり方をずーっと見てこられたように思う。

作業療法士になったとき、私はハビリテーリングセンターで働くことを目標としていた。その目的達成までに、成人の内臓外科、心療内科、地区の医療チームなどと寄り道をしたが、無事その目標を達成し、ハビリテーリングセンターで障害児の作業療法士として働けるようになった。そして、その仕事の大変さの中にある楽しさや面白さを体験することができ、自分自身にとって最高に幸せな仕事を見つけることができた、と大いに喜んでいる。

ひょっとして、作業療法士って何だろうかとか、どこが面白いのだろうと不思議に思っている方々に、少しでも理解していただければと願いながら本書を書いた。福祉先進国スウェーデンにおける作業療法士の現場を知っていただき、二一世紀の日本の福祉行政に役立つことができればと願っている。

もくじ

6　作業療法士としてのスペシャリティー――91

ハビリテーリングセンター全景図

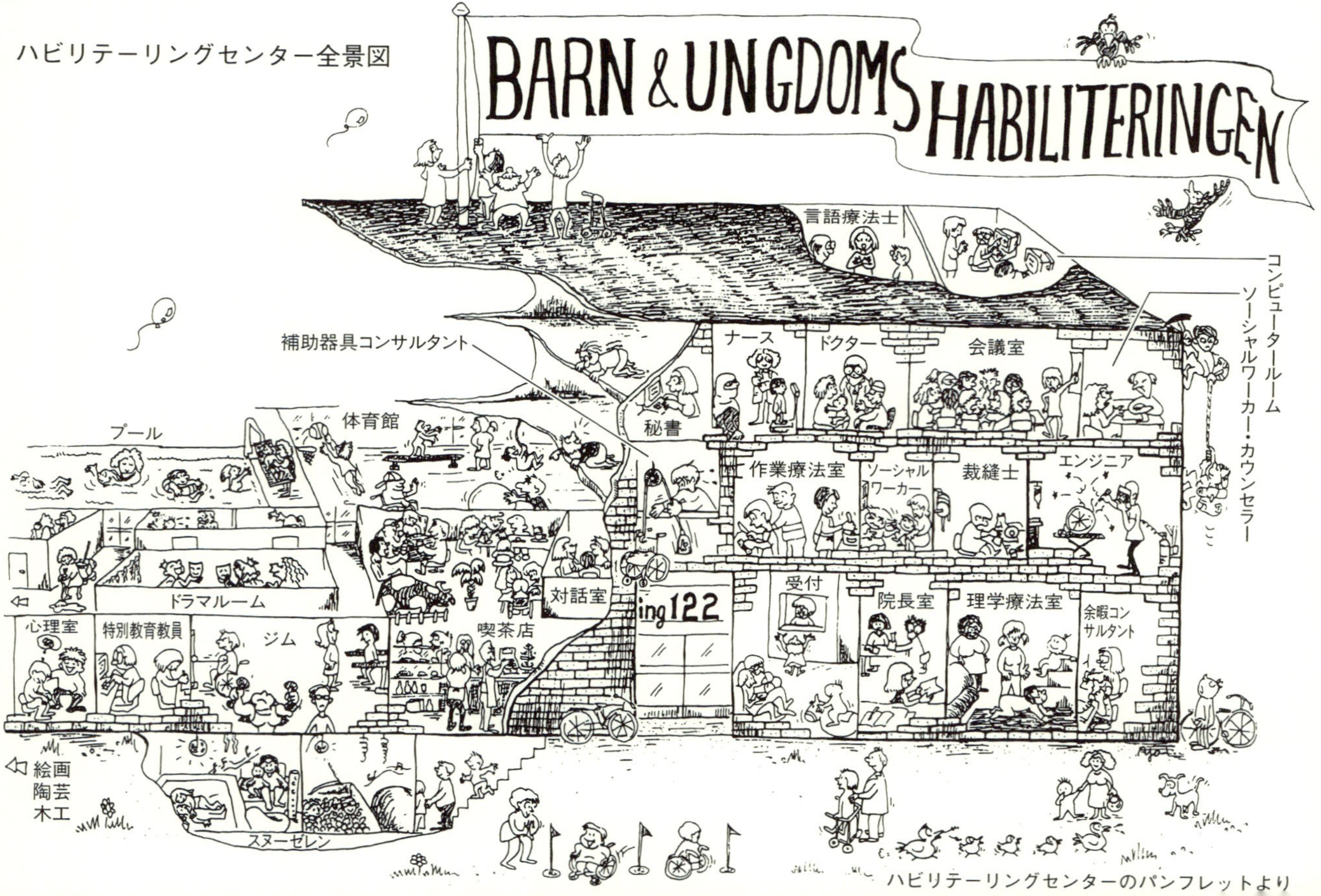

ハビリテーリングセンターのパンフレットより

スウェーデンの作業療法士

——大変なんです！　でも最高に面白いんです——

1 突然の合併（?）が引き起こす大混乱

スウェーデンに関する書物や資料を読んだり、何度も視察や社会研究に北欧まで来た人なら必ず一度は味わっているはずの苦い経験がある。それは、スウェーデンの社会構造を長い間分析して内容をしっかりと把握したと思っていた人たちが、次回に訪問したときに、突然知らない言葉や組織の変更に出合って驚かされることだ。

通訳の人が間違っているのではないかとか、手元の資料が違っているのではないかと、頭をひねり戸惑うのだ。国家組織の大胆な変革や各自治体の行政変革により、職員のポストはもとより、呼び名や場所まであっさりと、しかも急速に変化するのでびっくりさせられるのだ。そのため、まったく社会構造が把握できなくなって混乱したままギブアップするか、あるいはそれとは逆に、スウェーデンという国の魅惑に取りつかれてもう一度一からやり直すかなのだ。

これはスウェーデン国外にいる人のみならず、国内で働く人々すべてに共通した悩みなのだ。組織改革がこのように文字通り日常茶飯事に行われるこの国では、皆が「またぁー？　もういいかげんにしてくれればいいのに」と、少々愛想をつかせたくなる光景をあちこちで見かける。

上に立つ者たちが新しいビジョンを追って頻繁に繰り返される改革の絵巻物語に、私たち下の者は右往左往している。その様子を、ここでは紹介したいと思う。

もう数年前になるが、ある金曜日の午後、一日の仕事も終わってホッと週末の休日プランを思い浮かべかけたころに、卓上の電話が鳴って慌てたことがある。

「あっ、ヨシコ！　大至急頼みたいことがあるの！」

電話の主は、全国作業療法士連盟のスコーネ支部マルメ会長のアンナカーリン・オーケソン（Anna-Karin Åkersson）だった。実は……と切り出した彼女は、焦っていたのか抑揚のある高い声で、「ルンド（Lund）とマルメ（Malmö）の大学総合病院が合併して、共同運営されそうなのよ」と早口に言った。小柄ででっぷりと太った彼女は、普段、てこでも動かないほどどっしりとした貫禄のもち主で、論争のときも理路整然としていて組合闘争には欠かせない頼もしい存在なのだが、その人が慌てている。

緊急事態なのだ、と私も思わず受話器を握り締めたのを覚えている。何でも、スコーネ地方の政治体制が大幅に変更されて、これまでランスティング（県）やコミューン（市）に分割されていた行政が一つの地方自治委員会にまとめられ、そこから行政の指示を与える仕組みになるのだそうだ（二三一ページの図を参照）。そのために、地方に分散されている公営医療全般を検討する「地方自治医療推進委員会」が開かれ、そこで私の属する作業療法科はもちろん、心臓外科、内科、泌尿器科、整形外科、形成外科、耳鼻科、婦人科などのすべてが再評価されるらしい。そして、その委員会が数日後に開かれるという。だから、アンナカーリンは慌てていたのだ。マルメ大学総合病院から高速道路を車で三〇分ほど飛ばした所に、隣り街ルンドがある。ルンドは古都で、一七世紀に創立されたという古い歴史をもつルンド大学があり、大聖堂に至っては一二世紀に建造されたという石造建築の代物だ。全国から集まる学生の華やかな若さと古い街並みが交錯する一種独特の雰囲気をもつ街で、その一角に「ルンド大学総合病院」がある。

そのルンド大学総合病院とマルメ大学総合病院とが経営合併するらしい。そうなれば、同じ種類の作業療法科は二ヵ所も必要ないので、コストダウンのためにどちらか一方を自動的に閉鎖吸収してしまう恐れがあるというのだ。

この国のほとんどの病院がそうであるように、マルメもルンドも公営だから、政治家たちの議決に一同は従わざるを得ない。いずれにしても、各病院の特別な作業療法科か、あるいは特種な専門分野で貢献している作業療法科以外の存続は難しいらしい。

アンナカーリンは、このことを事前に偶然キャッチしたのだと勢い込んで話す。とにかく、その当日前までに、マルメ大学総合病院内にある各作業療法科がいかになくてはならない存在か、専門の貢献度や特徴をアピールして、事前に消滅を食い止めるための嘆願書を提出しようという策略である。自分が属する科が消滅するか、あるいは仕事の許容範囲が小さくなるということは、人員整備のために何人もの人がリストラの対象になる。そんな事態が発生するかもしれないというこことで、組合の支部会長としてみれば、このような状態を黙って見逃すわけにはいかないのだ。

スウェーデンの組合組織は、自由参加とはいえ失業手当や年金の支給という問題が大きくかかわるので、ほとんど例外なくみんな職業別の組合に属している。小規模の組合は、同業者の組合と合併して中央で連合組織化されている。たとえば、LO（労働組合全国組織）やTCO（サラリーマン中央組織）などは農業、労働者、サラリーマンを対象に、SACO（大卒専門職組合）やSR（専門職組合連合）などは教師や専門職（作業療法士はSACOに入っている）を対象に、PTK（産業・サービス従業者連合）はサービス従業者を対象に、またSAF（経営者団体連盟）は経営者側を中心にした組合である。だから、それぞれの組合自体の権力も大きく、国一つを動かすことさえできるのだ。たとえば、社民党を支持しているLOは、右派の政党を支持するSAFと労働協約を結ぶなどして、政治経済の主流をなしている。

アンナカーリンは、「これからほかの科にも連絡を取るから」とせわしなく言い、さらに時間がないのですぐに嘆願書を作成するようにと念を押して電話は切れた。

週末プランは目の前で泡と消えたのだが、これは放ってはおけない一大事！

マルメ大学総合病院は、病院内だけでも五〇人ほどの作業療法士が、各専門病棟、内臓外科、形成外科、整形外科、リューマチ科などに分かれてそれぞれ独立した作業療法科を組織している。私の働く小児および青少年対象の「ハビリテーリングセンター（Habiliteringen）」内でも、九人の作業療法士がいる。整形外科には一五、六人もいる。いずれの科が削減されても失業者は出るだろうし、そうなれば古株の人はこちらへ回されるかもしれない。出産、育児、学習サークルへの参加や長期療養の病気などのために職場を一時期離れる場合でも、解雇されないように雇用安定法において守られている正規雇用社員だから関係ないといって必ずしも安心できない。いつ、その余波が訪れるか分からないからだ。

慌てて同僚の作業療法士を探してみたのだが、不運にも誰も残っていない。時刻はすでに四時をゆうに回っているし、フレックスタイムを使用している週休二日制のここでは、金曜日の午後なんて誰も居残って働く人はいないのだ。早退するか、時間がくるとサッサとみんな帰宅してしまう。となると、私一人で作成しなければならないのか……。

アンナカーリンからの頼みでは、なるべくルンド大学総合病院のハビリテーリングセンターで行われていない特殊な治療や訓練法を記述するようにということだった。たまに会議で出会ったり、電話で話したりする、隣り街で働く作業療法士たちと弱肉強食みたいに競争するのはどう考えても胸が痛い。どちらのハビリテーリングセンターが存続できるか否かの瀬戸際だとしても、嘆願書を書くのにやはり少し気が引ける。

頭を抱えて悪戦苦闘しながら、曲がりなりにも一応嘆願書を仕上げて、不安な思いのままファックスで送信した。

次の週、作業療法士の定例ミーティングの場で同僚に相談した上、ハビリテーリングセンターの総院長であるマルガレータ・ニルソン（Margareta Nilsson）に話をもちかけた。すると、彼女はすでにこの事実を承知しており、何と、ハビリテーリングセンターでも作業療法士、理学療法士、言語療法士などの職業別ではなく、このセンターの存続のためにいろいろな特徴を記述して嘆願書を作成して大学病院に提出し、すでに存続のために手は打ってあると言うではないか。さらに聞くところによると、地方自治医療推進委員会が開く準備検討委員会は極秘のうちに進められたもので、私たち職員には知らされる予定ではなかったそうだ（ガーン！）。

ところが、どこでどう漏れたのか、アンナカーリンが電話対策を興じる前からもこの話は総合病院内の各病棟に飛散してしまっていて、みんなを不安の坩堝《かんか》に落としていたらしい。何しろ、現在七千人もの職員を抱える巨大な総合病院だし、すべての医療が公営だけに、一つ倒れればドミノ式に総崩れしかねない。だからこういうことは、職員の不安を募らせるばかりで始末に終えない。

このニュースは、鋭い臭覚をもつジャーナリストたちの格好の餌食となり、アッというまにテレビや新聞というマスメディアによって報道されてしまった。

朝刊紙の「シドスヴェンスカ（Sydsvenska）」では、マルメの心臓外科病棟が廃止されて心臓疾患のある者はみんなルンドの心臓外科専門へ回されるらしいと報じ、これに対して、隣り街とはいえルンドまでの道程は渋滞や道路工事などを考慮すれば四五分から一時間もかかりかねないのに、一分一秒を争う心臓発作の危急《ききゅう》時にとんでもないことだと一般市民は激怒している。

このような事態は、噂にもちろん尾ひれがついてどんどん広がり、全マルメ市民を不安に至らしめたことは言うまでもない。

過剰サービスの削減を主張していた県の政治家たちと市民の間で、賛否両論の舌戦がここに始まったと言ってもいいだろう。政治家が唱える合併への利点よりも、我々現場の者には難点の方がより明確に見えてしまう。それでも、それだけ遂行する価値があるのか否かをみんなが疑問に思う中を、なおかつ改革を強行してゆこうとする政治家の底力を見せつけられることになり、少々圧倒されてしまった。

その利点とは、分散しているものを一ヵ所にまとめるのだから、予算の節約になるのは明らかで当たり前だ、と政治家たちは言う。たとえば、各コミューンに分散されていた経理課を一つにまとめることによって、経理の人事費用や事務経費を削減できるし、また高度の医学技術が分散しているのを集中させることで技術の進歩に役立ち、研究費投与の節約にもなるなど、財政危機には必要不可欠な対策だと断固主張してやまないのだった。しかし、失業者が増えれば、失業手当や生活保護、あるいは精神的な病を生じる結果となって、その対策費が増加することは勘定に入れていない。さらに、実際に新しい形態で地方自治が始まってみれば、新しい官僚ポストが増えて逆に人件費が跳ね上がることにもなる。

心臓外科の次には血液循環外科、産婦人科、未熟児治療科、リュウマチ科などに飛び火して、ルンドかマルメのどちらかのそれぞれの病棟や科全体が閉鎖されるとまで噂された。それぞれの科に属する職員の心配や不安はもちろん増して、ある科で働いている職員の異動が起こす問題は、閉鎖されない科にも影響を及ぼすものだった。そうでなくとも、予算削減のために人員整理がされてすでに多くの人が解雇され、失業者は増加している一方だというのに……。

余談になるが、全国にある病院やそれぞれの専門科病棟では、看護婦の数が削減された分だけ一人の看護婦にかかる仕事量が増えるため、今までの賃金で同じ労働を要求することは到底納得ができないと苦情が出ていた。この苦情の増加は当然で、組合としてはこれを黙って見過ごすわけにはいかない。そのため、賃金の値上げを要求する運動が始まった。経営者側――この場合はコミューンやランスティングであり、地方行政の管轄――が、組合の要求に首を縦に振るわけがない。この要求は今年が初めてではなく、かつて（一九九六年）看護婦中心のＳＴＫ組合は、強行ストライキを全国規模で決行したことがある。

このストライキは、実にこの国の特徴が出ていると思われる。というのも、ＳＴＫ組合は全国の中でも患者数の多い大都市の病院を選び、しかもその病院の中でも看護婦数の多い科を選び、ストライキを決行していった。このときは、看護婦の代表者数人が玄関前でプラカードを持ち、胸に「ストライキ・オン」のワッペンを貼り、通りすがりの患者や見舞い客や一般市民に署名をするように訴えるというものだったが、生命の危機がある場所や重要な病棟は初めからストライキの対象から外されていた。だから、救急科は平常通り動いており影響はないし、手術専門の看護婦は支障をきたせない範囲で、また交代でストライキと手術に参加するというマイルドなストライキ風景だった。

こんなデモンストレーションにふと苦笑いはしてみるものの、安月給の看護婦に一般市民も同情してか声援が送られていた。マイルドで一見何の影響もないと思えたストライキも、一ヵ月にもわたればその余波が現れてきた。治療においては、長時間待たされる患者が続出し、医者は仕事以外の負担がかかるなど、患者側からよりも主に医者たちからの悲鳴が多く、かなりの影響を与えるものとなった。

研究医として日本から短期赴任で来ていた医師が、思わず私に漏らした。研究の材料や経過に必要な資料づくりを、看護婦がストライキ中で手伝ってくれないと嘆くのだ。「こんなことは日本ではないですよ」とも言っていたが、あるんですよ、そんなことがここスウェーデンでは。銀行だって何ヵ月もストライキをして、給料が引き出せなかったことだってある国なんだから。

話がそれたが、私たちも一応嘆願書は提出したものの決して安心できない。しかし、だからといってはるか高い頭上で決断が下されるものを、下の方で右往左往しても始まらない。これまで通り、おとなしく待機しているよりほかないのだ。

こんな騒ぎの中、マルメ大学総合病院の医療委員会は、南北に大きく分けられている北地域の産婦人科の建物と南地域にある小児科を合併させるべく、新築案を強引に通過させた。今ある小児科の建物が老朽化したのと、ルンドとは反対側にある隣り街ツレレボルイ（trelleborg）にある産婦人科をマルメ大学総合病院が吸収合併するという理由からである。

目と鼻先の別棟にある小児科を移動するということは、私たちハビリテーリングセンターにも関連する出来事なので、みんな驚かされた。というのも、ハビリテーリングセンターには入院患者はまったくなく、患者はすべて自宅から外来通院で治療・訓練を受けに来る。しかし、いろいろな合併症を引き起こす可能性のある障害者は、小児科での手術・入院や直接的薬物投与も欠かせない。そのため、別棟の小児科病棟に入院していた障害児のために私たちが必要に応じて週に何回か出向き、ベッドサイドで治療訓練をしていたため、移転すると私たちの仕事にも当然影響が出てくることになる。

新築予定地は現在の産婦人科のすぐそばで、母子ともに乳児を預かるのによいという理由と立地条件が整っているということから、建て増しの形をとるらしい。一応病院の敷地内だし、さほど遠くでもないが、目と鼻の先にある現在の小児科を思うと、公共道路を越えて北地域に移動されるとなると意外に遠く感じられるのだ。改造案にはハビリテーリングの支部も含まれるということなので、新築改造案の設計討議会には、ハビリテーリングセンターからも作業療法士と理学療法士の代表者が何度か出席した。しかし、こんな風に会議を繰り返し多大な労力と時間を要した小児科の新築計画（設計図もでき上がっていた）も、ある日、本当に突然、あっさりと凍結してしまった。その理由は、新たに予算調査をした結果、その余裕がないと判明したためだ。キツネかタヌキに化かされたような呆気ないものだったが、この話もまたそのうち、解凍されて日の目を見ることになるかもしれない。こんな風に、上層部で決定される内容はコロコロと変わる。

大規模な行事、たとえば、スウェーデンとデンマークを連結させる大橋を造るときのような場合は、実に三〇年近くも時間をかけて調査し慎重に事を運んでいるが、こと組織改革に関しては、選挙があるたびに衣服を着替えるごとく、あっさりと塗り変えられる。こういったことは日常茶飯事のことで、この国で働くためには慣れないといけないことの一つになっている。

アンナカーリンの電話から数ヵ月が経っても、別段ハビリテーリングセンターや作業療法科を縮小しようという動きは出てこなかった。ひょっとして、私たちが事前に嘆願したのが考慮されたのかもしれないと呑気に思ったりもした。ハビリテーリングセンターの総院長に尋ねても、目下行政改造案の審議中で、彼女にも皆目見当がつかないという。医療福祉に詳しい同僚の医療ソーシャルワーカーであるマルガレータ・ダンネスタム（Margareta Dannestam）に今後どうなるか聞いてみたけれど、彼女もうんざりして、大きなため息をもらした。

「お手上げ状態ね！　マルメは昔から独立したコミューンだったから、医療も福祉ももともとコミューンが自営自治でやってたでしょう。でも、近辺の地方コミューンは、一九九六年にやっとランドスティング（県）から離脱してコミューン（市）がすべてのリハビリを駆使するように組織改革をしたばかりなのよ。それなのに、その途端にまたランドスティングに戻れって言われているのだから、みんな戸惑ってるわよ。組織も再三変化するし、そのたびに、福祉費用がコミューンかランスティングかどこの経路をたどるか分からなくなるし、はっきり言って暗中模索状態、もう考えるのも嫌だわ！」

目まぐるしい行政改革の変動をなじるのは彼女だけではなく、現場で働く者すべてが「またかあー」と、あきれたように頭を振る。組織が変われば、場所の移動や部屋の内装改築から、手にする便箋一枚までのロゴも変わるという徹底した変革なのだから、遠くで起きた火事だと思って安心はできない。すぐに火の粉が、自分たちにも降りかかってくる。

コンピューターが導入されてからは、担当の会社が変わるたびにシステムやプログラムまでが変わってしまい、新しいシステムに慣れるまでみんなが四苦八苦している状態だ。だから、組織改革に敏感になるのと同時に絶大なる忍耐力も要求されることになり、始末に負えない。しかし、こんな慌ただしい内情の中で仕事を続けているのも事実だ。

付け加えておくと、一九九六年は、スコーネ地方自治体連合に向けて噂が飛来した年、一九九七年はその噂が具体化され、一九九八年はいよいよ準備期間として病院合併が始まり、スコーネ地方自治体連合委員会の議員選挙を行った年。実際に試運転が始まったのは一九九九年の元旦からだが、これを書いている現在（一九九九年秋）、まだ病院運営における予算が明確に決定されていない。つまり、予算なしで運営されているというかなり現実離れした現状だ。

1993年　1995年　1999年

ロゴの移り変わり

2 マルメ大学総合病院

マルメはスウェーデン語で「マルミョー」と発音され、日本の地図には「マルメ」とも「マルモ」とも記されている。スウェーデンで第三番目に多い、人口二五万人余りの都市である。

スコーネ地方の拠点マルメは、一六世紀にデンマークに属して栄えていた街で、旧市街にはルネサンス様式の市庁舎を中心に中世期の建造物が多く残っている。見た目には美しいが、足の裏がゴロゴロとして歩きにくい石畳の道が中央の広場付近にあり、そこから狭い路地へ入ると、鎧をかぶった騎士たちが今にも馬に乗って飛び出してきそうな雰囲気がある。非常に情緒的な街、それがマルメである。

位置としては、スウェーデンの最南端にあって一番初めに春が訪れる都市で……と強調したいのは、ここで三〇年間も冷たくて暗くて長くて重い（冬を象徴するたくさんの形容詞）冬を経験すると、春を恋焦がれ、太陽を愛するスウェーデン人の気持ちが実感として非常に理解できるからだ。とくに、一月の終わりから二月にかけてのより暗い風雪の厳しい日などには、室内は二二度と暖かいが、外出はいつもの重い防寒服を着込まなければならない。それを、一気に脱ぎ去りたい衝動に駆られる。そのたびに、私はバリ島の水々しい孤島を思い浮べるのだ。スウェーデン

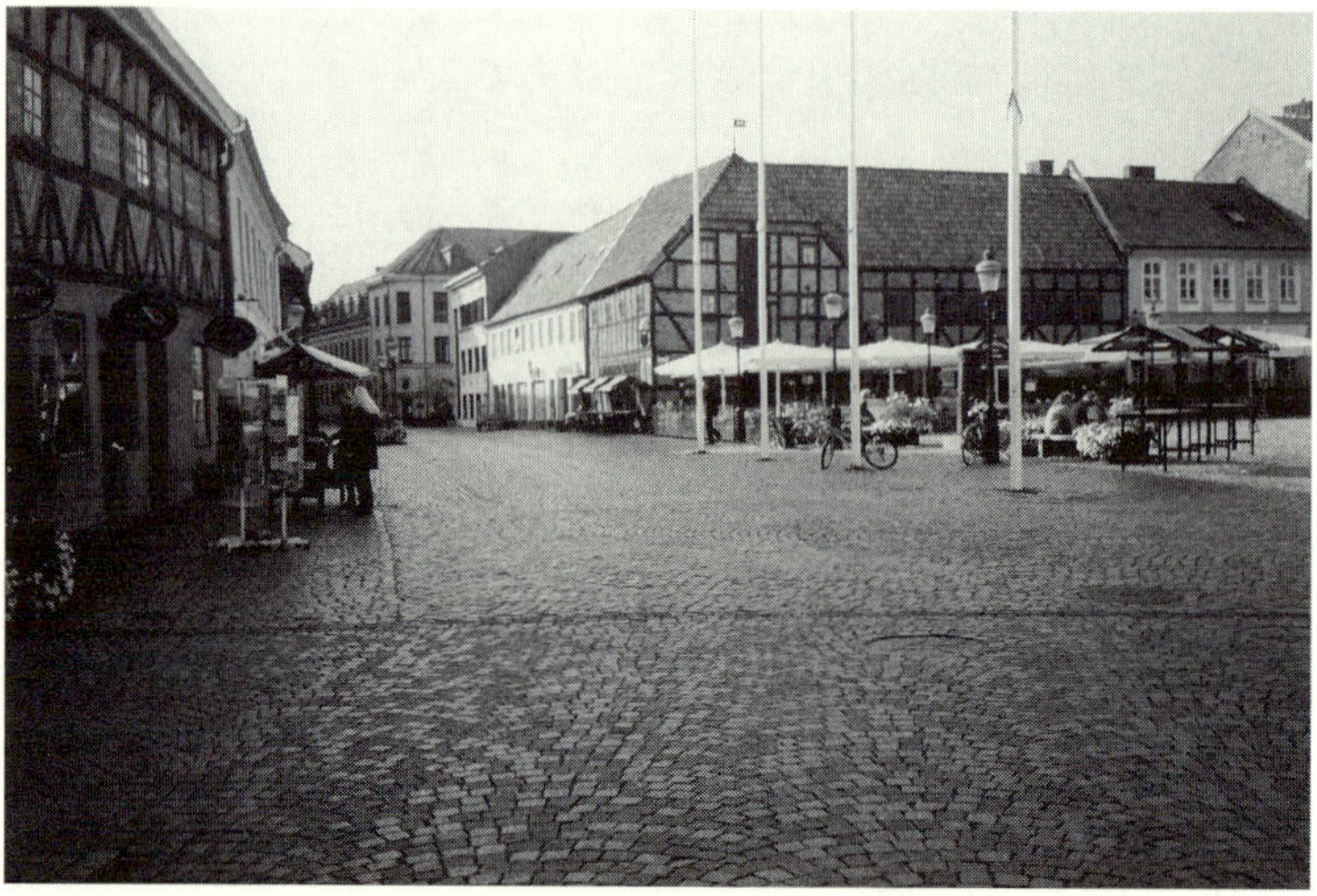

中世紀の雰囲気の残るリラ広場

人スタッフは、地中海に浮ぶギリシャの島々を思い浮かべるらしい。冬場は、地中海の島々が北欧からのツーリストの的になっている。私のいる事務室の壁には青々とした海に白い砂浜の写真が掛かっていて、その椰子の葉陰には男性ヌードもチラリと見える。これは、同じ事務室にいる男性二人から、私ともう一人の理学療法士の女性への配慮で、ユーモアのあるプレゼントなのだ。よっぽど、男性には縁のない顔をしていたらしい……。

しかしスウェーデンにも、マルメの市内から二〇分ほども歩けば、地中海にも劣らないマルメ市民自慢のビーチがある。めったにないが、トロピカルな暑い日などには市民総出でビーチに押し掛けるので、メーンストリートは閑散としてしまう。長くて広い海岸では、日光浴はもちろん、ビーチバレー、バスケット、ローラースケーターなど、老若男女を交えた種々さまざまなスポーツが繰り広げられる。日の長い白夜には、若者たちが夜明けまでビーチパーティに興じている姿もよく見られる光景だ。

アメリカなどによく見られるようなプライベート・ビーチは、どこの浜辺に行ってもない。すべてが公共で、みんなと共有するのだ。このビーチにも障害者のために特別に誂えた一角があり、リフト付きの桟橋がある。延々と遠浅なので、重度障害者もリフトで下ろしてもらえれば海の感触が楽しめる。また、車椅子や障害者が移動しやすいように、一部分が砂の代わりにコンクリートで固めてあって、海の中までスロープが造られている。パーキング場も、障害者のために海辺まで運転していけるようになっているし、障害者やその家族のための休憩所もある。障害者にとっては、本当に憩いの場所なのである。もちろん、すべてが無料である。

この浜辺に立ってデンマークとスウェーデンの境にあるオーレスンド海峡を望むと、隣国デンマークの首都コペンハーゲンが一望できる。水中翼船に乗って、ほんの四〇分ほどすればコペンハーゲンに着く。コペンハーゲンには、マルメの住民が夏には必ず訪れるチボリ公園やアンデルセンで有名な人魚姫の像などがある。そこでは、ショッピングを楽しむときには欠かせない生クリームのたっぷり入ったアイスクリームや、着色料廃止の槍玉にあがったデンマーク人の誇る紅いホットドッグなどがあり、お堅いスウェーデン人にとってもとてもポピュラーな所だ。そしてここでは、スウェーデン人はスウェーデン語で尋ねて、デンマーク人はデンマーク語で答えるという会話が何の不思議もなく行われている。

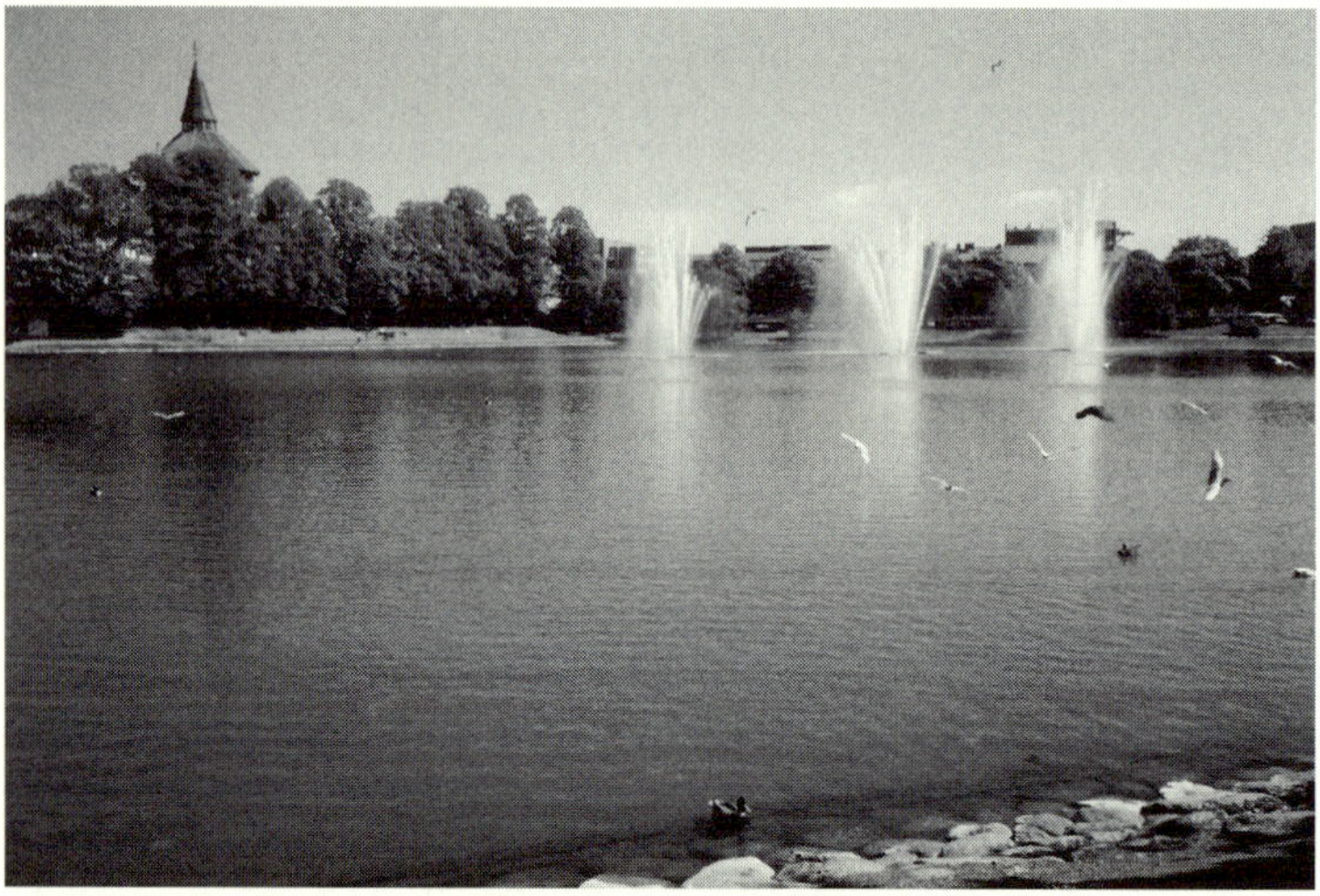
自然公園「ピールダムスパーク」

視線を海上に移すと、オーレスンド海峡を越える世界でもっとも長いといわれているオーレスンド大橋が水平線上に見られる。この目の前の大橋が、二〇〇〇年度には北欧からヨーロッパの南部まで続くのだと思えば、隣国のデンマークに引き続いて南ヨーロッパ全体が身近になるようで一種感慨深いものがある。

寒波が襲い、零下の日が続く厳しい冬が来れば、遠浅のこの海峡が凍結して歩いて渡れるともいわれている。しかし、これは話を聞いただけで、渡った人を私はまだ見かけていない。でも、私も何度かは凍った海の上を海岸から一〇〇メートルほど離れた所まで歩いたことがあるから、まんざら幻の話でもなさそうだ。

マルメは、自慢のビーチのほかに大きな森林公園が幾つもあるので有名だ。代表的なのは、スウェーデンで一番大きな人工池のある自然公園「ピールダムスパーク」と、お堀のある古城を中心にした「王立公園」である。この自然公園は、メーンストリートをちょっとはずれた中心地にあり、カルガモ、アヒル、白鳥、カナディアングースなどの野生の水鳥たちが恐れるでもなく悠々と戯れている。家族連れなどの散歩や通る人々に、エサを「ガァーガァー」としつこいくらいねだる姿が実に微笑ましくのどかである。周りを囲む自然はスクスクと育った背丈の高い樹林で、あたりの空気によりいっそうの透明感を与えている。青々とした緑が非常に美しい公園である。こんな所で育つスウェーデン人は、いやが上にものんびりしてくるのではないだろうか。

公園のすぐそばの、ちょうどマルメの心臓部にあたる所に、この街唯一の「マルメ大学総合病院」がある。公園側に面した病院の窓からは人工池の美しい噴水が眺められて、患者の沈んだ気持ちを和ませている。このマルメ大学総合病院は、数年前までアルメナ病院（市民病院）としてルンド大学医学部の付属施設であったが、ルンド大学より規模としては大きいマルメが付属というのはおかしいし、研究発表する際にルンド大学と同等の医師教育を成しているのだから大学と名乗った方がメリットがあるとして、名前を「マルメ大学総合病院」と変更した（ほらね、また変更）。この大学病院を中心に、マルメを一〇地区（数年前は六地区だった）に分割した市営と私営の診療所があり、誰でも病気になったら、まず最初に地区の診療所に行って診察してもらい、そこで専門家の治療が必要かどうかが判断されて、大学総合病院の専門家の方に回される仕組みになっている。つまり、診療所は患者をふるいにかけて、それに残った者だけを大学病院の専門

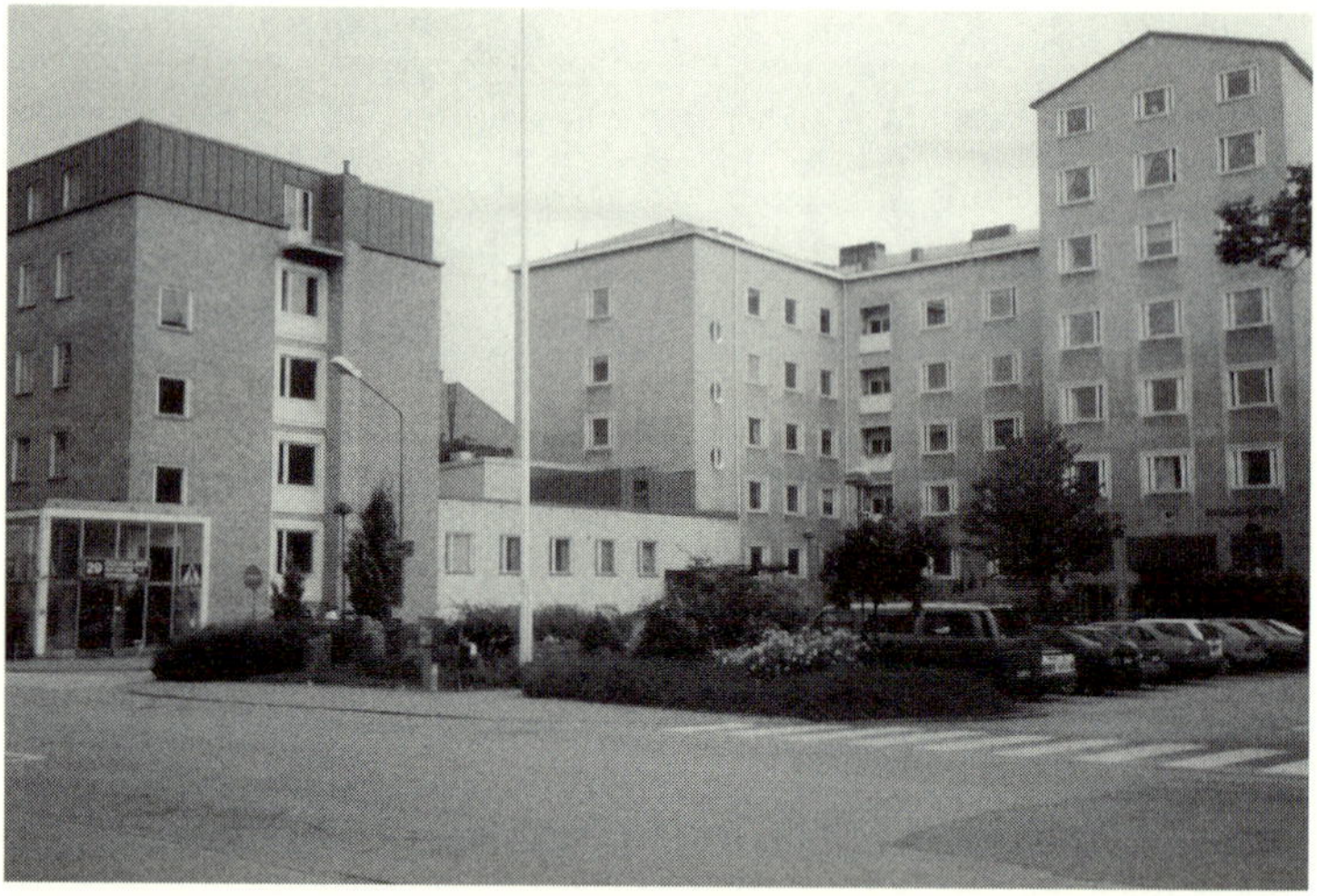
マルメ大学総合病院の一角

科に送るという役目をなしている。もちろん、救急の場合は総合病院の救急科へ直接行ってもよい。地区分けの市営診療所は一般診療で、そのため専門科の治療よりは初診料が半分以上も安い。もちろん、二〇歳以下の乳幼児・青年の治療は、診療所であれ専門科であれ、一九九八年より全国的にすべて無料になっていた（それまでは、初診料は払っていた）。

しかし、スコーネ地方自治体は、医療費の赤字続きが原因で、一九九九年の七月一日より七歳以上は診療費を取ることに決定した。つまり、無料だった期間は一年半でしかなかったのだ。これには、これまで何かあれば子どもを診療所へ連れていけばよいと安心していた親たちも驚いて、決定に対して鋭く批判をしたのだが決定を覆すことができず、そのまま実行された。

マルメ大学総合病院の敷地規模は、ゴルフ場がすっぽりと入るほどの広大な面積で、その中に各専門科の専門病棟が一軒ずつ孤立したビルディングとして立っている。土地の有り余っている国にしかできない、ゆとりのある建物となっている。これを考えると、スウェーデンの住宅状況は日本とは比較できないし、比較するべきではないとさえ思える。

大学総合病院内を真っ二つに横切る公共の大きな道路を隔てて、敷地は北と南に分かれている。その南地域の一角に、私の勤めている「ハビリテーリングセンター」があるのだ（二六ページ写真参照）。黄色いレンガ造りの三階建ての長い建物で、センターと小児・青年対象の精神病棟とが共同になっている。見てくれは何の変哲もない長細い筆箱のような建物だが、玄関の自動ドアを開いて一歩中へ入ると、スウェーデン独特のセンスのよいシンプルな、室内装飾の行き届いた個室がたくさんある。病院独特の、消毒液の匂いはどこにもしない。病院らしい白衣もほかの病棟では着るが、ハビリテーリングセンターでは私服のズボンにシャツという簡単なもので、ジーンズもＯＫ。夏はショートパンツもＯＫという、ごく普段着で仕事をしても誰からもとやかく言われない。ここのチーフも、ミニスカートがよく似合うスラリとしたステキな人（のちに彼女は、スコーネ地方全体にある一一ヵ所のハビリテーリングセンターをまとめる総会長になって去っていったが、その後に任命されたチーフも皮ジャンにモーターバイクという活動的な女性）。

病院には建物の大きさによって無数の出入り口があり、分かりやすいように、大きな紺色の照明看板にそれぞれの番号が記されている。たとえば、入り口23は整形外科、40は放射線科、42は内臓外科、71は耳鼻科、122は小児・青年のハビリテーリングセンター、そして132は成人用の補助器具センター等々、そのほか一五〇位の出入り口がある。また、大学総合病院へ入る幾つもの道路脇には地図が描いてある看板が掛かっており、訪問者がそこで番号を確かめられるようにもなっている。専門科からの定期検査の手紙には、ちゃんと番号と地図が時刻とともに記述されているので間違うことはほとんどない。

これらすべてのビルディングを連結しているのが地下道である。地下道はクモの巣のように各病棟とつながっていて、迷路のように入り組んでいる。また、別名「核シェルター」とも言われて、もしも戦争が勃発したらの話だが、地下の倉庫や納庫は戦争時に備えて手術室や治療室として使用できるように防護装置が完備されている。平和な国にこのような医療軍備がなされているというのには少なからず驚かされるが、世界大戦争にも巻き込まれないで長い間中立を守ってきたという精魂が、こんなところに垣間見られるのかもしれない。

戦争のない現在では、患者の移動や食事や物質の運搬にこの地下道が利用されている。地下道があまりに広くて長距離なので、各科に移動する職員は、自転車や片足でけって進む人力スケーターに乗って移動している。スケーターをける初老の医師が、白衣をなびかせて走るさまは結構面白い。そして、雪が積もる冬場は、この地下道の存在ほどありがたいものはない。患者をストレッチャー（車のついたベッド）に乗せて冷たい外気に触れさせることなく移動できるし、いちいち外套を着る必要がないから手間が省ける。まるっきしモグラ状態で敷地内を移動できるから、

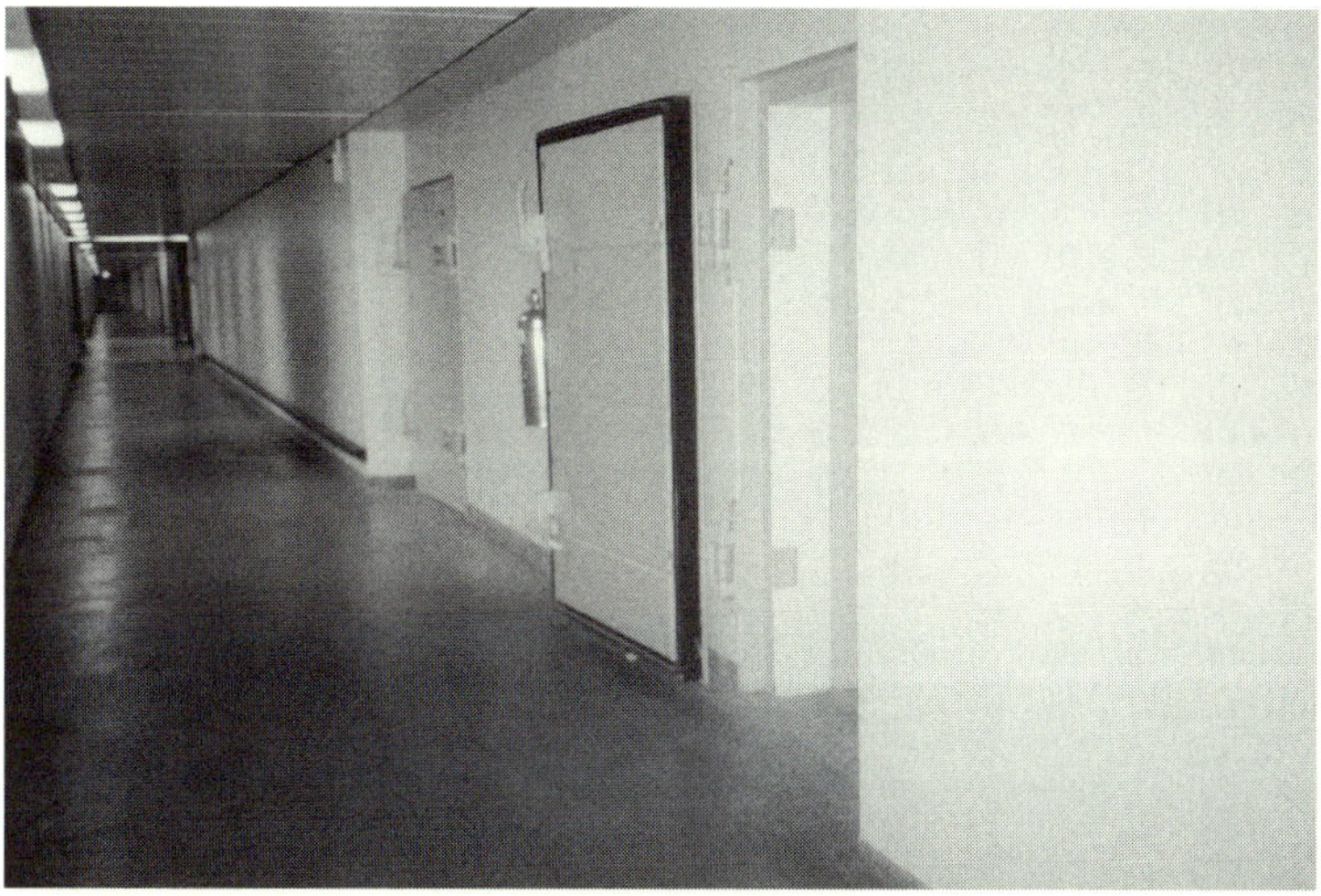

地下道にある重い鉄の扉

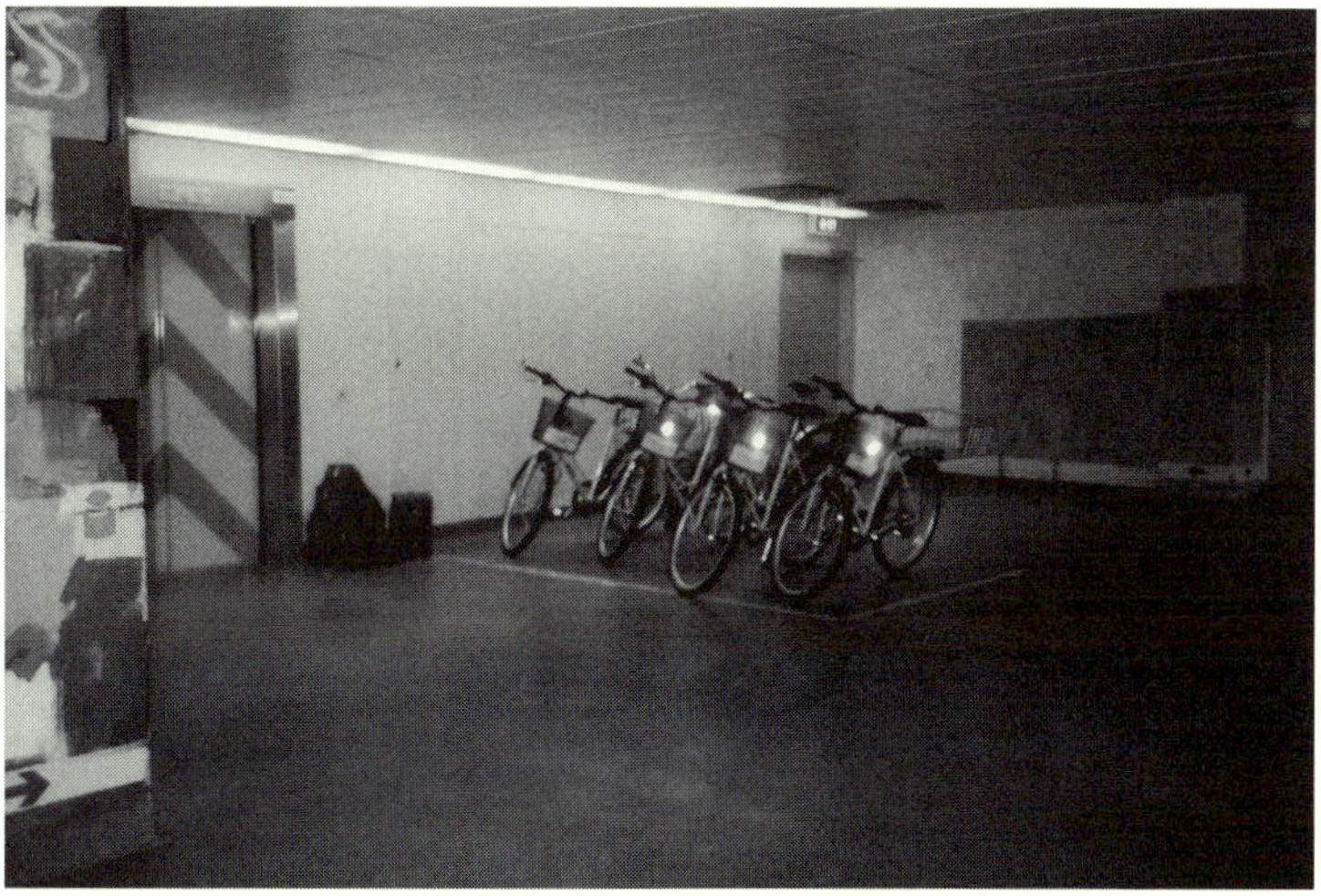

地下道にある備え付けの自転車

非常に便利なのだ。

あるとき、私は北地域のもっとも北端にある手の手術を専門にする整形外科へミーティングのために行く必要ができて、地下道を通ることになった。最寄りの場所には自転車もスケーターもなく、あったとしてもサドルが私の脇の下ほどの高さで、短足の私にはペダルまで足が届かず、直すのも面倒くさくて、またそれが到底無理な私は、テクテクと歩かざるを得なくなった。所々に地図があるし、迷わないようにと各科に続く道は色分けがされてあり目的地を教えてくれるのだが、焦っていたのか歩いているうちに迷ってしまった。ミーティングに間に合いそうにないとかなり慌てていたところへ、運よく昼食のワゴンを数台連ねた運搬車が来た。ソレッとばかりに、ヒッチハイクの要領で親指を立てて乗せてもらった。人のよさそうな運転士は、よくあることだと面白そうに笑っていた。それほど延々と長く、ときには誰にも出会うことのないほどひっそりとしていて、怖いくらいの地下道なのだ。

笑い話のようだが、この地下道に、誰にも邪魔されずに数年間にわたって寝起きしていた放浪者がいて捕まった。彼は、昼間は医者の白衣を着て寝たきりの患者の病室を回り、見舞い品や果物をちゃっかり頂いたり、病棟のシャワー室を利用したりと優雅な生活をしていたという嘘のような本当の話である。このようなマンモス病院には、知らない医者や看護婦、あるいは医療実習生などが無数にいるので、見かけない人が白衣を着て廊下を通っていても、また病室へ入ってもあまり不審には思われない。回診のときに連なって十数人が歩くこともしばしばであるし、そのときにふと隣の見知らぬ顔を見ても、どの人も重厚そうな顔をしているため、まさかこの人が放浪者とは誰も疑わない。

完全犯罪でも起きそうな状況で、推理小説のネタにするにはおいしい話だと思うのだが……ゾッとするような思わぬ盲点があるものだ。そう考えると、鳥肌が立って地下道を敬遠したくなる。まあ、人に危害を加えるわけでもなく、単に何年も無断飲食しながらモグラの生活を好んでする人がいるだけということかもしれないが、やはり背筋は冷たくなる。

マルメ大学総合病院の総職員数を見てみると、数年前までは総数一万二千人余り（職員手帳一九九三年の統計）だったのが、現在（一九九九年）は七千人ほど、ベッド総数も三千床位で、大幅な減少を見せている。これは、政府を筆頭として強行な予算削減計画が施行されたため、雇用者人数がグングンと減少したのである。削減の対象となったのは、早期希望退職者と代理起用の職員で、それ以外は病院内部の人事異動を行い、また新規採用の制限をすることで減少した。数字の上では、一人の患者に対して二人以上の職員がいるように見えるが、事務や掃除係、運搬人、管理人、技術人、そのほかもいるので、実際に医療に携わってる人は非常に少ない。だから、このようなマンモス病院内に一人や二人のホームレスがまぎれ込んでも、そう簡単には分からないのだろう。

ここで、スウェーデンの医療制度の仕組みが日本と大幅に違うところを紹介しておこう。

日本では、健康保険法で医者がつくる診療報酬明細書に基づいて、診療報酬支払基金と国保連合会が定められた診療報酬を病院に対して支払うことになっている。つまり、薬を投与すればするだけ、あるいは盲腸などの小さい手術よりも心臓のような大きな手術をすればするだけ保険点数が上がり、それだけ病院の儲けが大きくなる仕組みである。ところがスウェーデンでは、歯科治療以外ではこのような保険点数の仕組みはない。前述したように、すべての病院は公営で無料のため、県（ランスティング）か、マルメならマルメの独立した医療予算内で公的医療を行っているわけだ。つまり、コストダウンを考慮して無用な薬は投与せず、手術も不必要な手術はしない。たとえば、鼻を高くしたいとかの個人的な美容整形は対象外になっていて、どうしても矯正をしたい人は、高いお金をかけて私立の診療所（数は少ない）に行くか、外国まで行くしかない。もちろん、交通事故か何かで鼻の形成手術が必要な場合は無料でできる。

人道的な、といえば人道的な保険医療制度であるが、簡単な診療だけで薬も注射もなく、会話も少ない診療方法は、機械的なといえば機械的で、一種冷たい印象さえも与えかねない。生まれてからすぐにつく背番号、いわゆる誕生日の数字と場所や男女の違いが一目で分かるようなパーソナル番号を背負って医者に行くのだから、何となくロボットになった気持ちがしないでもない。あまりよい気持ちではないが、いざというときには背番号のおかげであらゆるカルテ類が一挙に手に入り、自分の病理の経過がひと目で分かる仕組みだから安心でもある。

そのほかに、パーソナル番号は銀行、保険、図書館やアパートの賃貸など、すべての登録のときにも使うので、番号一つで何を趣味にしているのかまで暴露されてしまいそうで少し恐いところもある。もちろん、何らかの保護法や警備制度があってそれはできないようにはなっているが、ときには知らない会社から宣伝用の手紙が届いたりしてビックリさせられる。たとえば、子どもが生まれたらすぐにオムツの会社から、思春期を迎えたら生理用品の会社から、成人すると自動車教習所からなど、すべてどこかで監視されているようにも思える。これは、電話局や郵便局、そのほかから個人のデータを収集するコンピューター会社が幾つもあって、特定の年齢を対象として宣伝したい会社は、そのコンピューター会社から個人データをなんと購入しているというのだ。ますます管理されたロボットのような気持ちになる。しかもこのようなこととは別に、ここ数年の不況のあおりでコミューンの経済も底をつき、職員数も減る一方なので、医者とのコミュニケーション時間もますます短縮され、まったく擬似ロボットのような気持ちになってしまうのは否めない。そのため、従来にはない医療福祉の徹底的な変換を迫られているのは確かである。

何度も述べるが、すべての病院がランスティングかコミューンという公営機関であるため、日本やアメリカのように私企業化して財政を立て直すことができない。その社会制度の中でどのような再建を成し遂げようとしているのか、その渦中にいて非常に興味深いものがある。また、日本とスウェーデンのどちらの制度を見ても是非はあるので、これについての比較論は歴史的背景や文化・習慣の相違などを配慮しないとできないと考える。現在は、ただただ傍観しながら、その渦中に身を任せるのみである。

3 ハビリテーリングセンター

これまでに「ハビリテーリング」という言葉を何度か使ってきたが、ここでこの言葉について簡単に説明する。リハビリの「リ」は「復帰」とか「回復」を意味する接頭語で、生まれたときから障害をもつ人には、失ったものを取り返す意味の回復は当てはまらないので、「リハビリ」ではなく「リ」を取って「ハビリする」と言う。「ハビリ」とは、「適した」という意味をもつラテン語「habilitare」が語源で、私たちはこれを、先天的な障害をもつ人が不自由なく日常生活を送れるように環境を整え、適応能力を引き出す訓練をするという意味で使用している。

重度の機能障害をもっている人でも、環境装具の整った所で生活をすれば、ハンディをハンディとは感じない生活が可能になる。たとえば、小人症の人が普通の家で暮らそうとすると、普通の大きさの家具や階段が非常に困難をきたすことになる。食事のときに、まず椅子に上がるのにひと苦労するだろうし、テーブルが高くてお皿は口先にあり、ステーキを切るのにも手が届かなくて困るだろう。階段の上り下りも、その段差の大きさに転んで怪我はしないまでも、大変な労力を強いられることになる。このように小人症の人は、四肢の機能は完全に動くのだが、普通の家に住むとなると過大なハンディをもつことになる。しかし、環境整備をして、家具や階段をこ

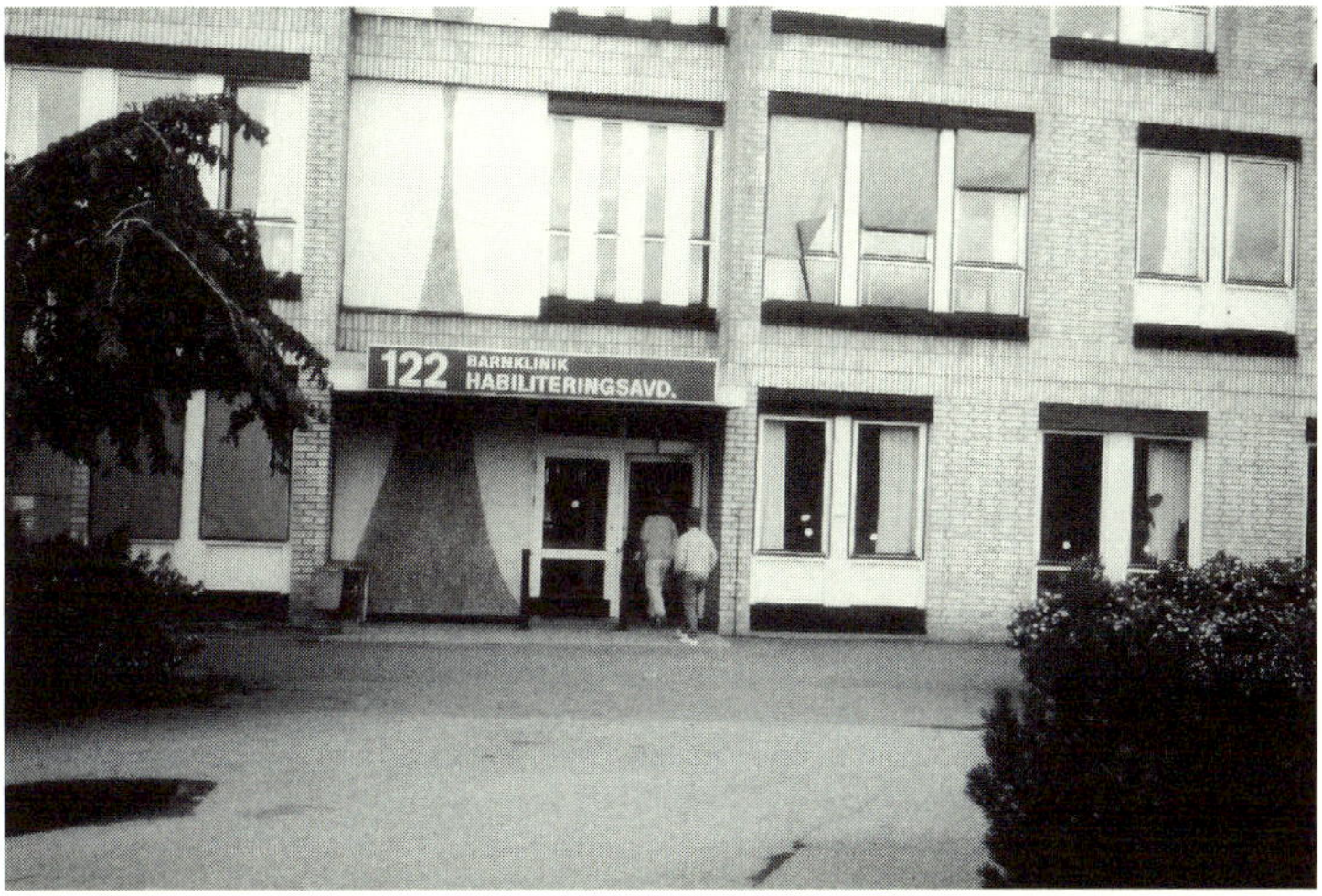

ハビリテーリングセンターの入口122

の人に合わせて小さく造ったならば、何の障害もなく普通の生活が営めるようになる。

これと同じく、ハビリテーリングセンターでは、さまざまな自助器具や補助器具をそろえ、環境を整備したり、また身体・知能の障害難度に合ったもっとも適したサポートをしようとしている。それにはもちろん、自助器具や患者の周りを整備するだけではなく、身体的残存能力を維持する機能訓練も必要だし、社会的自立の訓練も必要になってくる。患者の人権的尊厳を尊重しながら快適な生活が可能になるように、あらゆる角度からさまざまな対策を常に心がけるのが私たちハビリテーリングスタッフの課題であり任務である。

しかし、ここ数年、スウェーデンのハビリテーリングセンターは、環境を整備して補助器具を使って患者に受動的な訓練しかさせていないと、ハンガリーのペトー教育を指示している一部から非難を受けている。その筆頭はラース・ムルバック（Lars Murback）氏で、彼は先天的脳性麻痺という病気でありながらジャーナリスト、映画監督として活躍している。ムルバック氏はハンガリーのペトー教育に興味をもち、そこで訓練を受け、初めて自分の手で食事をし歩行可能になった。それが理由で、これまで自分が受けたスウェーデンのハビリを痛烈に批判したのだった。

ペトー教育とは、ハンガリーのアンドレ・ペトー（András Petö）医師によって一九四〇年に開発されたもので、動作運動を強制的に訓練すれば未開発の脳が発達して、日常生活の動作が可能になるというものである。歩けない者は学校へ行けないというハンガリーの教育制度の中で、少しでも歩けるようにしようと脳性麻痺の患者を専門に訓練したものである。しかし、東欧に見られるスパルタ式の訓練には、個人の主張を尊重する西欧諸国はついていけなくて下火になっていた。

ところがムルバック氏によって、再びスウェーデンの医療界を相手にペトー教育が大々的に取り上げられたのだ。実際に、ハンガリーのペトー教育を受けたスウェーデン人の障害児もいて、その効果のよさに、スウェーデンでもペトー教育を取り入れてほしいという要望が出てきた。障害児をもつ親にとっては、藁をもつかむ気持ちだったのだろう。ここで凄いと思うことは、手ひどい批判を受けたハビリテーリング界にもかかわらず、障害者の家族が望むペトー教育を積極的に取り入れる前向きな姿勢を示したことだ。ペトー教育のセミナーを開き、ペトー教育を行って

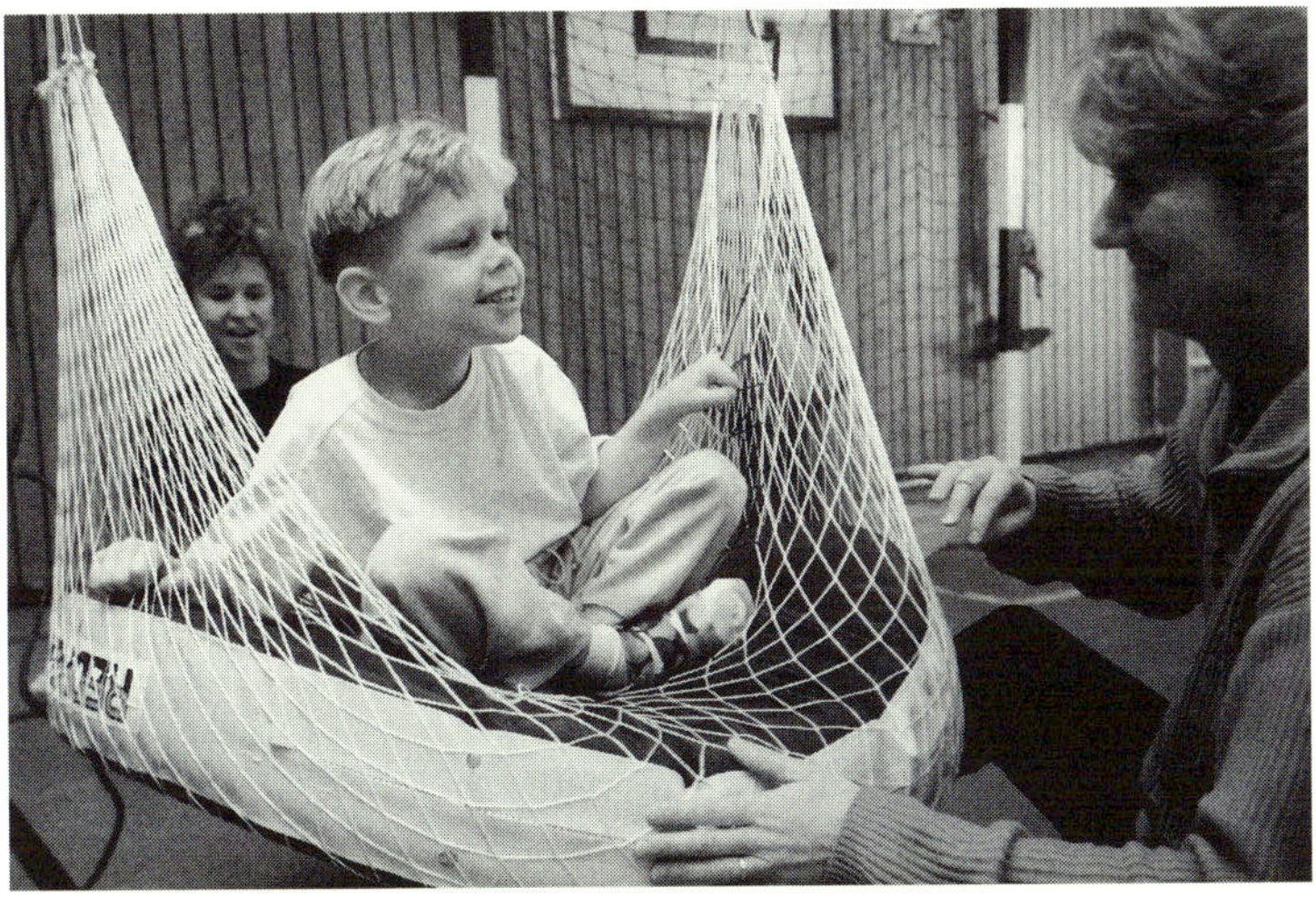

感覚統合訓練で集中訓練を行っている

いる指導者を招くなどして、ハビリテーリングセンターでも直接に集中訓練機関を設けたりもしている。

かつてムルバック氏は、「自分は映画をつくる時間が欲しいので、日常作業はすべてパーソナルアシスタントにしてもらって、運動技能の訓練はしない」と豪語していた。その彼が、ハンガリーに行って特別な個人訓練を受けて日常生活が可能になった機能（普通機能には劣る）を見せて、スウェーデンのすべてのハビリテーリングを否定したことに私は賛成できない。スウェーデンだからこそ、彼はいろいろな援助を受けて映画監督にもなれたし、ジャーナリストとしても働いていけるのだとも思う。

現在、スウェーデンにはペトー形式の訓練施設が三ヵ所ある。そこに、私たちのハビリテーリングセンターからも障害児が参加している。

現在においては、その訓練効果が望んでいたほどではないことが分かり、また、やはり補助器具やいろいろな援助システムのあるハビリテーリングセンターの存在なしでは快適な生活ができないことも分かり、ハビリテーリングも見直されてきている。改めて思うのは、訓練と環境整備の双方のバランスがとれていることである。

前述したが、ハビリテーリングセンターには入院システムはない。合併症を引き起こしたり何らかの形で入院しなければならないときには、別棟の小児科病棟を利用することになる。だからすべての患者は、自宅から、あるいはグループホーム（ケア付き住宅で、六人から一〇人でなるグループの集合住宅）から定期的に訓練を受けるために通院してくる。主な疾患は、脳性麻痺、脊椎疾患、進行性筋ジストロフィーや遺伝性疾患などである。もちろん、患者の中にはリハビリの意味する何らかの事故（落馬、ダイビング、交通事故）や病気（腫瘍、脳炎など）による後遺症をもつ後天的障害者も小人数だがいて、再生や社会復帰を目指しての訓練もしている。

マルメ大学総合病院で対象にしている患者の年齢層は、〇歳から二〇歳までの乳幼児から青年までで、毎年三〇〇通ほどの訓練の依頼書が来る。二〇歳以上の大人は、後天的障害の多い成人のリハビリセンターか、地区の診療所を中心に設けられている医療チームに所属して、治療や訓練を継続して行うことになる。

ハビリテーリングセンターにはいろいろな専門職があり、各地域の医療チームがある。簡単にその職種を説明すると次のようになる。また、その総数は現在一〇〇名ほどとなっている。

医者――脳神経専門で、ハビリテーリングセンターの登録患者の外来検診が主である。レントゲンそのほかの検査への依頼書、国民保険への障害者証明書、薬物投与などの処方箋を書いている。

看護婦――一般看護婦で、身体・血液検査、泌尿処理の指導、胃瘻《いろう》（咽喉、食道などに通過障害のある患者のために手術によってつくられる）の処理指導などを引き受けている。

作業療法士――患者の日常動作がスムーズに行われるように、援助、指導、訓練をしている。

理学療法士――患者の身体的要因を分析して、運動維持、可能にするように指導訓練をしている。

言語療法士――発語の遅れている患者、あるいはない患者に言語指導をしている。

心理療法士――心理士で、障害児の発育や知能検査、特別学校への入学、家族への心理相談に携わっている。

医療ソーシャルワーカー――患者の家族の経済的援助の相談、公共施設の利用指導などを主にしている。

特別教育教員――〇歳児から六歳児までを対象にした特別養護教育を受けた人で、幼稚園などに出掛けて教師からの相談を受けたり指導をし、また直接園児への訓練もする。尚、小学校や中学校の普通教員が一年間の特別養護教育学を学ぶと、特別教育教員になれる。

余暇コンサルタント――レジャーコンサルタントと言えば分かりやすいかもしれない。主に、患者のレジャー問題を取り上げ、地域にある活動クラブへ障害児の受け入れを呼びかけている。

ドラマ教育者——ロールプレイという、演劇や寸劇を通じて自己の表現力を高めたり、役を演じることによって他人の気持ちが理解できたりする方法を指導する教員。
看護士——マッサージを得意として、患者の身体的リラクゼーションに貢献している。
医療事務——患者の登録、受付、処方箋の清書、スタッフのカルテ記入などをする。

（xページの図を参照）

一九九六年までは、身体障害者と知的障害者を、医療と福祉という別々の行政機関で運営されていたため、ハビリテーリングセンターには医療を中心とした四〇名ほどの職員しかいなかった。しかし今では、大学総合病院内の雇用者削減にもかかわらず、ここだけは八〇名からさらに一〇〇名と倍以上に増えている。これは、障害者が増えたからではなく、リハビリ医療が見直されてきたともいえるが、その原因となる大きな要素は、一九九四年に掲げられた「特殊医療サービス法（LSS法＝Lagen om Särskild Stöd）」の制定によるもので、障害者へのより高いサポートを行政が全国を挙げて遂行したのと、もう一つは、一九九六年に医療と福祉の両立を速やかにするべく「社会サービス法」が改正されて、医療と福祉行政が統一し施行されるようになったことがある。(註)

二〇〇〇年度に向けては、スコーネ地方の統一を図ったハビリテーリングシステムが新たに決定された。一一あるハビリテーリングセンターが、先に挙げた総会長のマルガレータの管轄下になったのだ。彼女は、マルメのハビリテーリングセンターをモデルに現在改革を始めている。余暇コンサルタントも改革に加わり、スコーネ地方すべての障害児のために余暇活動のシステムをつくり上げている。これからは、マルメだけではなくスコーネという総括されたハビリテーリングが紹介できるかもしれない。

（註）ＬＳＳ法では、特定の機能障害者を対象に、個別援助、ヘルパー時間の増加、ショートスティホームの利用、また、パーソナルアシスタントを自分で雇うなど、より高度な社会サービスが得られるようになっている。対象者は左記の通り。

❶知的障害者、自閉症者

❷事故や病気で脳障害のある人

❸重複障害をもち、日常生活に支障をきたす人

4 作業療法士になるためには

私たち作業療法士の仕事内容も、従来の身体的な機能障害者だけが対象ではなく、知的障害者、自閉症、微細脳損傷症候群（minimal brain damage syndrome）障害者をも含めて、名実ともに心身両方のハビリに従事するようになった。患者に対して、直接マニュアルに基づいて指導・訓練をするのは全世界共通の基本だが、患者が生活している社会環境も改造していくのが私たちの使命でもある。これほど、幅広いフレキシブルな職業はないと考える。

スウェーデンの作業療法士は、現在組合に属している人だけで約八千人いる。ここマルメだけでも一六〇名ほどおり、人口総数から考えると一六〇〇人に一人の割合になる。しかし、高齢者や障害者数だけを考えると、一人の作業療法士に対する人数はぐんと減る。それでも圧倒的に人数が足らない、と現在もっとも叫ばれている職業であろう。この傾向は日本とあまり変わらない。

日本で作業療法士になるためには、高校を卒業して全国にある養成学校、医療専門学校、医療技術短期大学、あるいは四年生大学の作業療法科に進まなければならない。しかし、残念ながらそこを卒業するだけでは自動的に資格を有することはできない。そこを卒業することで作業療法士の国家試験の受験資格が得られて、それに合格した者だけが作業療法士として認定され働くことができるのだ。

スウェーデンでは、日本と異なり国家試験はなく、総合大学の作業療法科を卒業すると自動的に作業療法士として認定される。でも、その作業療法科へ入学すること事態が結構狭き門となっている。

またスウェーデンでは、全国の大学入学を統括している「入学中央委員会」なるものがヨーンショーピング（Jönköping）の街にある。そこへ志望者は、第一志望・ルンド大学作業療法学科、第二志望・ウメオ大学作業療法学科などと記した願書と書類のすべて（身分証明書、高校の卒業証明書、成績書、労働年数の証明書など）を送るのだ。作業療法学科は、国立総合大学の八ヵ所にある。各大学では、春と秋の年二回、入学が許可される（つまり、春と秋の学期始まりに新入生がおり、三年間勉強すると、年に二回卒業生を出すことになる）。その都度、ペーパー審査により入学中央委員会から各大学に約三〇名の入学許可の通知があるのだ。大都市にある総合大学は人気があるので、志望者が殺到して競争が激しくて入学しにくい。だから、どうしても資格が欲しいときなどは、一種の策略として引っ越しを覚悟で北の方にある大学を志望すると入りやすくなるとも言われているが、真偽のほどは分からない。

同じことが学部にもいえる。ポピュラーな学部は、学生の募集数は変わらないのに入学希望者が殺到するので、それに比例して偏差値も上がってくるのだ。スウェーデンでは、高校からすでに専門ジャンルを選ぶ場合が多いので、理容師や写真家、情報処理メディアなど、とてもポピュラーな文化系は競争率も高く、理数科系へ行く以上に成績がよくないと入学できない。

マルメから一番近い作業療法科は、ルンド大学医学部の脳神経学科・作業療法科で、三年間にわたって専門科目だけをみっちり勉強することになる。日本では、どこの学校もカリキュラムの形態は異なるが、初めに教養課程（高校の総まとめのような科目）を復習しながら人体についてや精神科目を中心に学び、それから専門科目の解剖学、生理学、神経学、運動学などをしっかり修得している。

スウェーデンでは教養課程はまったくなく、いきなり基礎作業療法学や小児科学、生理学、解剖学、病理学、老齢医学など、作業療法における技術や治療手段を学ぶのである。また、ＰＢＩ（Problem Based Inlearning）という新しいメソード（問題解決学習）を始めている。これは、学生をグループに分けて一つの課題を与え、それについて期限内に調査・学習して発表するものである。たとえば、脳性麻痺という課題を与えられたら、それについてメンバーが手分けして脳性麻痺の原因、生理的症状、社会的影響、そのほかもろもろを調査してくるというものだから、怠けるわけにはいかない。このようなＰＢＩが、あらゆる方面で利用されている。そのほかに重要なのは、臨床実習の期間である。実際に障害者や高齢者と出会い、指導者の下に患者の抱える問題点を評価し、治療計画を立てていく学習の期間である。

国家試験がなくてうらやましい話のスウェーデンの大学だが、単位が取れなくて卒業ができず辞めていった人も常に何人か出ているので、思うほど簡単でもない。国家試験を通過しなければならない日本はそれなりに苦しいが、考えようによれば、どこの大学や専門学校を出ても国家試験さえ受かれば堂々と作業療法士だと名乗ることができるのだから、それだけ平等なのかもしれない。もちろん、その人自身の気のもちようでもあるが。

スウェーデンに短期赴任で来ていた日本の二人の医者で、まだ二人とも若いにもかかわらず、出身大学のランクの上下関係からトラブルを引き起こした人たちがいた。スウェーデンの医者たちの間では、働く年数による先輩後輩の関係はまだ保守的な人たちの間で残っているが、こんなふうに大学の出身校で上下が決まり、それ相当に振る舞う行動は不可解らしく、ナンセンスに見えてみんな頭をひねっていた。

同じ研究所に顔を出していたスウェーデンの外科医に、「ヨシコ、どうしてこうなんだ?」と聞かれたことがある。これこれこうだと、学歴・年功序列の是非を説明しても、表面では納得できても彼の心の中では納得できなかったに違いない。日本から来ている医者にしてみれば、それが日本の医療界で生き抜くためのサバイバル方法でもあるので、一概に非難できない行為である。

話がそれたが、私が言いたいのは、日本では作業療法士になるためにはどこの学校へ行ってもいいということだ。要は、国家試験にさえ通れば大腕を振って立派な作業療法士として胸を張って仕事ができる。

語弊があるといけないので言っておくが、決して私は試験システムを奨励しているわけではない。とくに作業療法士という専門職種は、数字で割り切れる技術が必要なのではなく、身体的、精神的、さらには社会的な問題を抱えた患者が相手なので、治療をする側の療法士自身の人間的成長と社会的成長が望まれてくる。だから、学校にいる間は大いに学園生活をエンジョイして、人格形成に励んでもらいたい。パーフェクトな人格を望むのではなくて、人間の内に秘める長所や短所、強い面や弱い面を考慮して、患者へのいたわりの気持ちや患者自身の考え方についていける人を望むという意味である。大いに遊び、いろいろな趣味をもち、さまざまな冒険にトライして、恋愛も挫折も後悔も丸事含めて学生生活をエンジョイしながら、自立した人間になって欲しいと望む。これには、もちろん理解ある教師が必要になるのだが……。

残念ながら、日本の国家試験制度は、それがある以上それを乗り切らなければならない。だから、遊ぶ一方で必死に筆記試験の勉強をして（私にはできないことなので、それをやっている皆様には脱帽する）、それを乗り切った人たちがこのシステムを何らかの形で打破してくれればいいと期待している。

そして、もう一つの現実。日本には三年制と四年制、つまり文部省管轄の大学と厚生省管轄の専門学校を卒業した学生が、同じ国家試験に合格して同じ職場に入ったとしても給料に差があると聞かされた。とんでもないことだと思う。格式好きな日本の風習がこういうときには本当に恨めしくなるのだが、作業療法士になろうとするあなた、あるいはすでに作業療法士であるあなたに、こんな悪い風習は粉砕してもらいたい。

学校の話のついでに、スウェーデンの教育システムの中で私がもっとも称賛したいことは次のことである。それは、一生涯のうちのいつでもどこでも、年齢に関係なく学習できるという理念がこの国にはあること。そして、それが誰にでも可能なように、それ相当の社会教育システムができているということ。

何らかの理由で通常の学校に行かれなかった人のために公営の成人学校というものが設立されていて、誰でもやり直しがきくのである。たとえば、高校卒業後、大学へ行って専門科目を学ぼうと思ったとき、高校のときの成績が低すぎるとか、学んできた専門科目が違うために必要な科目を選択して補うためにとかなど、いろいろな意味で成人学校が利用できるようになっている。また、何らかの理由で高校をドロップアウトしても、のちに自分が本当にやりたい職業を見つけた場合など、そのための準備期間として成人学校へ通うこともできる。

私の友人の中にも、社会に出て働いて結婚もし、幼い子どもの手が離れた三六歳のときに医者を志望し、一年間成人学校で成績を上げて医学部へ入学した人がいる。彼が研修医として働いているとき、彼の社会経験と年齢による風貌から、若い医学生よりは患者から頼りにされて、楽しい日々を過ごすことができたと言っていた。ただ、付け加えて、それだけに責任の重さは痛切に感じるとのことであった。

そのほかにも、看護婦として働いていて法律に興味をもった一児の母親は、つい昨年法学部を卒業した。警察の法務局に代理雇用された彼女は、今までと違ったパリッとしたスーツを着こなして通勤している。驚いて声をかけると、はにかみながら「やっぱりこういうホワイトカラー種族の付き合いには、自ら染まらなきゃあね」と、スーツの襟を指さして笑っていた。成人学校に通ってから法学部に入学した彼女の頑張りには、ただただ脱帽する。

成人学校へ行けなくても、勉強しようと思えば、この国では成人してからもいろいろな恩恵が受けられるようになっている。私も三人の子どもを抱えた母子家庭で、それまで障害児教育に携わっていた私が新たに作業療法士の資格をとろうと決意したとき、この国の修学ローンを借りて勉強した。これは、学生すべてが借りられるシステムになっており、夏休みと冬休み以外の二学期間（九ヵ月）、毎月一定の援助額が国から得られる。もちろん、これだけでは到底生活していけないが、母子家庭のための住宅手当、保育園の保育料や余暇教室の納入額などを収入に合わせて安くしてくれるなど、最低限の生活保障はしてくれた。この国の福祉や社会システムが最高なのは、このように誰にでも、目的をもっている者に対しては可能性を生み出してくれるということだ。

成人学校で勉強する期間は、個人のニーズによってプログラミングするのでまちまちである。この成人学校へ通うのは市民の当然の権利として認知されているので、この学校へ通うことを恥じる人は誰もいない。

一〇代のころは、まだ自分自身が何をしたいかが分からないのが当然であろうし、熱心に勉強するその目的や動機を失って、暗中模索している段階でもあろう。また、長い人生のうちで、具体的意識をもって職業を替えることができるのはよいことではないだろうか。このように、誰でもやり直しがきくというシステムは、落ちこぼれや登校拒否問題を抱える日本にこそ必要なシステムではないかと思う。日本でも、最近は高校を卒業していなくても大学検定試験を受けて大学へ入る人が多くなったと聞く。よいことだと思うが、まだスウェーデンのように一般的にはシステム化されていないだろう。修正可能な、選択の余地がある教育環境が欲しいものだ。

もう一つこの国の教育システムの長所は、大学へ入学申請する際、労働経験の年数を自分の成績にプラスしてくれるということである。労働期間を、人生経験として重要視してくれるのだ。これは、個人を尊重するこの国ならではの発想だろう。しかし、現在では若者の失業者も増え、高校卒業時の就職が困難になってきているため、勉強に疲れたからちょっと働いてから大学へ行こうというわけにはいかず、家でブラブラするよりは大学へ入った方がよいということで進学率が急増している。そのために国は、総合大学の許容量を大幅にアップして対処しているが、多人数に比例して質が落ちるのを防ぐために、今度は全国的に行われる大学入学検定試験を始めた。この検定試験は、大学での学習能力をその個人がもっているか否かを計るバロメーターのようなものだが、スウェーデン語が苦手な外国人にとっては不利で、差別問題を生み出している。しかし、受験した者は自分の成績に検定点数がプラスされる仕組みになっているので、受けた方がもちろん得をすることになる。まだ、受けても受けなくてもいい自由選択の段階だが、残念ながら強制的にみんなに受験させようとする動きも出てきているので、そのうち日本のような大学受験システムができるかもしれない。

作業療法士など、一人の人間が一生涯に出合う突然の不幸、病気、事故、リストラ、離婚などの精神的な衝撃（トラウマ）を対象にする専門職では、とくに実地や社会経験が役立つ職業なので、こんなふうに試験一本やりになるのはテスト慣れしている高校卒業生には有利かもしれないが、それだけ社会人の進出が阻まれることになり惜しいと思う。

現在では、学生の平均年齢はかなり高くて二五歳を超えているが、大学入学検定試験を導入するようになればぐんと低くなる可能性がある。そうなると、社会人からの入学が少なくなる。私としては、今まで通り社会人への門を広く開けておいてもらいたい。

作業療法士という職業は、何度も言うが、とにかく幅の広い奥行きの深い職業で非常に面白い。というのも、患者という病気の部分だけを治療するのではなく、一人の人間すべてを含む生活空間を相手にダイナミックな処方を見つける職業だから、バリエーションもあって非常に面白いのだ。生命を左右する直接の危険がない代わりに、患者の生活の変化に臨機応変の対処をしなければならない。そのためにこうすればよいのだろうか、ああすればと、いろいろなエキスプリメント（実験）をしながら患者への影響を考え、患者とともに喜びを見つけていく。仕事内容は、基本的には世界共通なのだが、実施方法はその国々の文化や組織によってかなり違ってくると思う。私が本書において記述するのは、主にスウェーデンの作業療法士についてである。

作業療法士が新しい患者に出会うと、まず、必ず考えなければならない四つの基本がある。

❶ＡＤＬ（日常生活の作業動作、九七ページ詳述）
❷仕事や学校などの作業および環境
❸余暇活動を中心にした活動作業
❹住宅環境

❶のＡＤＬの訓練には、ベッドから車椅子へ、車椅子から普通の椅子へなどの移動訓練、食事の動作訓練、歯磨きや洗顔、整髪などの整容訓練、衣服の着脱などの更衣動作などの日常生活全般の訓練が含まれている。

❷の仕事や学校での作業および環境とは、快適な学校・就業生活が送れるように通学・通勤途上の環境を整えたり、校内移動やトイレ利用も考慮し、授業についていけるように筆記能力を改善工夫したりもする。

授業を受ける能力はあるのに筆記が身体的障害のためにできない、あるいは遅い場合は、コンピューター一式が補助器具として与えられることもある。コンピューターを利用できるか否かの判断評価や、補助器具として必要であると処方箋を書くのも、この場合は作業療法士の役目であり、補助器具コンサルタントとともに合意の上で患者に与えられる。コンピューター一式を無償で障害児に与えるのはサービス過剰ではないか、と思われる場合がある。障害児をもつ家族には、介護手当てとして国から補助金が支給されており、コンピューターなどはそこから買えばよいのではないかという意見もある。一般市民がどんどん個人的にコンピューターを買い、世界中でもコンピューターを保持する人が多くなっている。今では、コンピューターを持っていない人の方が私の周りでも少なくなっている。だから、一般化されたテレビやステレオと同様、補助器具として与えなくても自分で買えばいいということである。でも、いまだに高額なコンピューターは、手の機能障害のある者にとっては有り難い補助器具なのだ。

❸の余暇活動とは、たとえ障害をもっていても、症状に合わせた趣味や余暇活動を見つけ、積極的に社会の行事に参加できるよう配慮するものである。

❹の住宅環境とは、障害者の自宅の家屋の改善を図り、日常生活がしやすいように整備することを目的としている。

病院やリハビリセンターがベースの日本とは、作業療法士の行動範囲や訓練プラン、そのパターンにかなり差があるかもしれない。でも、患者への基本的な対策内容はそう変わらないと思う。

それでは次に、その作業療法士の仕事を具体的に見ていくことにする。

5 作業療法士としての一日

ここで、私の一日がどのようなものか、患者やその仕事内容は実際にどうしているのか、その様子を紹介してみたい。

私の一日は、フレックスタイム（自由出勤）で始まる。だいたい朝八時半までには出勤するように決めているが、早い人は七時半には出勤している。一日に何人の患者を引き受けて、これこれの治療訓練をしなければいけないという指示はまったく与えられないから、すべて自分でプランニングしなければならない。これは自由であると同時に責任も大きく、上司との相互信頼があって初めて成り立つ仕事環境でもある。

マルメは丘陵のない平坦な街だから、毎朝二つの自然公園を自転車で横切って出勤している。快適な夏は爽やかでそれこそ幸せな気分になるのだが、マイナス一〇度にもなる冬は厳しい。道路が凍結するか雪で埋まらないかぎり、私は自転車で通勤している。歩道脇には自転車専用の通路があって、安全でどこでも行ける。自転車で歩道を走ろうものならお巡りさんにとがめられるのは必至で、運が悪ければ罰金まで取られる。私も一度、信号がない交差点で一時停止を怠ったとされて日本円に換算すると一万円もの罰金を払わされたことがあるが、あのときは痛かった。

車一台いない所で、片足を道につけられるくらいにスピードを落とし、左右を確認してゆっくり渡ったのだが……。この国の交通規則では、自転車も車と同様に扱われるのだが、愚かにも私はそのことを知らなかったのである。無知も甚だしいが、二人の警察官を前にして勇敢にも罰金を渋る私に、若い警察官たちはさぞかし呆れていただろう。しかし、おいそれと払いたくないのが人情である。でも、国税局のお世話になるという脅しの前では、難なく白旗を揚げるほかなかったが。

研究医のある日本人は、そんなの日本人だから分からないと、英語の抗議文を警察の交通課に送ればいいのですよ、と言う。彼は、何度もそれでパーキング違反を免れているそうだ。まあ、スウェーデン語の標識が読めない彼には通用するだろうが、スウェーデン語で警察官とやり取りした後では……。

早朝の静けさが好きなスタッフはすでに仕事を始めているが、遅めの私は職員専用の通路ドアを鍵で開けて入る。「この国は鍵の国である」、と言っても過言ではない。アパートのポーチや共同洗濯所も特別な鍵が必要だし、盗難の多いこの国では、どこでも必ず鍵を閉めたり開けたりする。私のキーホルダーには、一二個もの鍵がぶら下がっている。そのほかに、アラーム専用のカード（病院内には、常時警備用の警報機が設置されていて、スタッフは玄関ホールのドアのそばにあるアラーム箱に専用カードとパスワードを入れて警報機を解除する）がある。

さて、毎朝のようにそこを掃除している掃除婦のリンダに出くわして、簡単な挨拶を交わす。

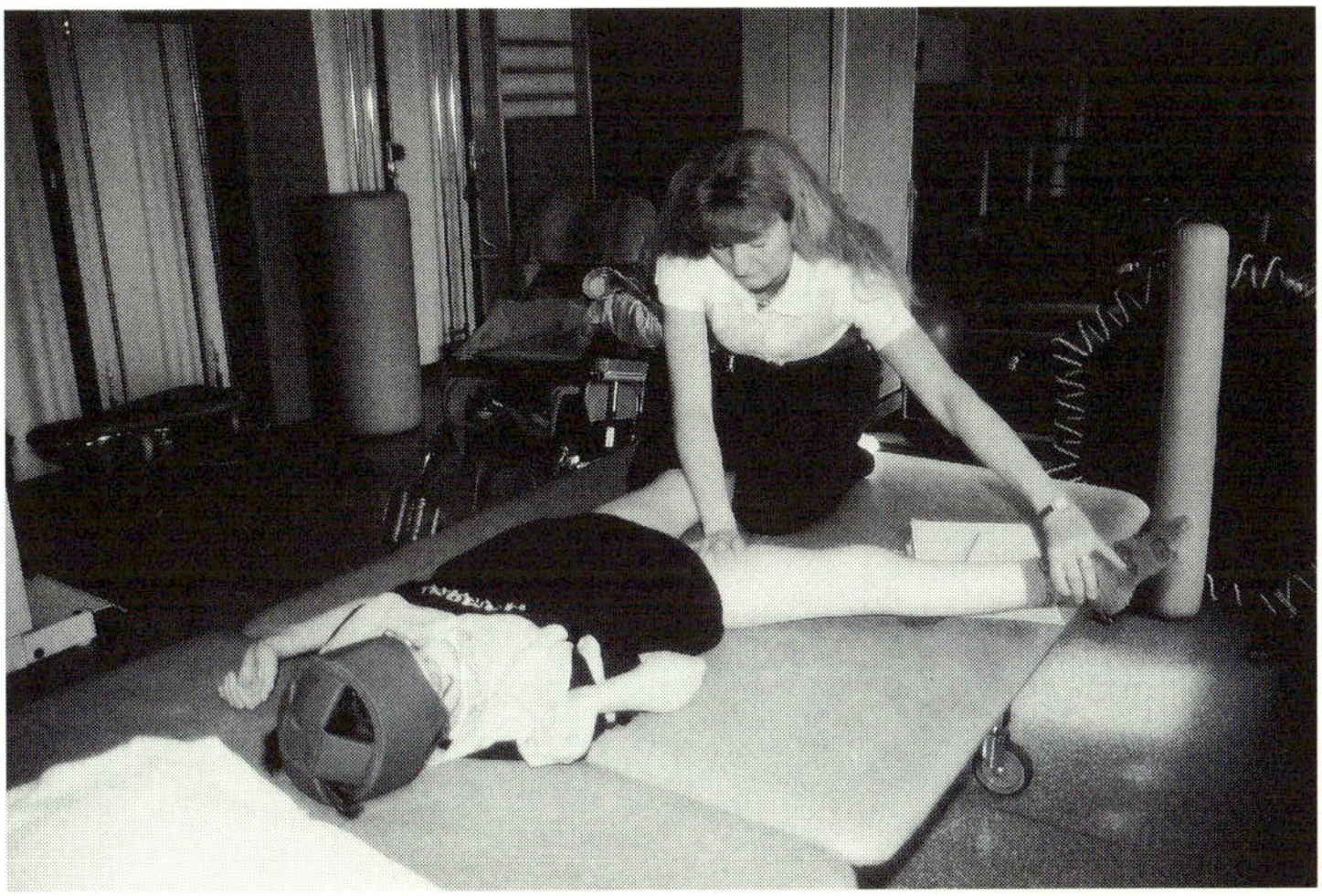

マンツーマン訓練

リンダはマシュマロのようにふっくらとした人で、デンマーク出身。スウェーデンにもう三〇年以上住んでいるのに、デンマーク語のなまりが強く、分かりづらいスウェーデン語を話す。掃除はいつも完璧で、ゲルマン民族の潔癖症を絵に描いたような人である。

ロッカーで上着を脱ぎ、室内履きに履き替える。白衣はハビリテーリングセンターでは着ないが、小児病棟へ行くときには着る。一階の長い廊下に立つと、片側にはずーっと事務所が並び、その反対側には個室の訓練室が並んでいる。スウェーデンの治療室は個人治療が主なので、セラピストとともにドアを閉めて治療に専念できるようになっている。ある日本人が、「こんなにドアを閉められたら逆に心細くなりますよ」と言っていた。なるほど、集団生活に慣れている日本人は、たくさんの群れの中にいて、あの人も頑張っているのだから自分も頑張ろうと発奮するのかもしれない。スウェーデンの人は、逆にたくさんの人が周りにいれば集中できないと言う。

集団訓練の際は、プール、体育館、ジム、トレーニングキッチン、心理療法室、スヌーズレン（感覚統合教室、一六一ページ参照）、美術工芸室などの施設を利用する。センターには、そのほかにカフェ（喫茶室）があり、二階にはハンドセラピー室、作業療法室、技術室などがある。三階は、看護婦の詰め所、外来受付、診療室、医務室、医療書記室、言語療法室、医療カウンセラー室などになっている。

一階にデスクのある私の事務室は、理学療法士二人と看護士兼マッサージ士のジャーシィの、計四人で共用している。ジャーシィはポーランド出身の理学療法士なのだが、スウェーデンの理学療法士の資格を取っていないし取る気もないらしいので、この国では看護士として働いている。礼儀正しい人で、東欧諸国に多く見られる熱血感の男性で、小さいころからのしつけなのか、珍しくもこの国でレディーファーストを律儀に守っている。どんな立場に立っていても必ず患者やその家族の味方で、事故などで生じた重度障害者をマッサージしながら支えている縁の下の力持ちなのだ。いつぞやか、事故で植物人間同然になった若者を、普通高校へ復学するべきだと主張したのも家族と彼だった。福祉の行き届いたこの国でもかなりの難題となるこの復学を、後日、彼らは成し遂げた。

各部屋にはコンピューターが置いてあり、患者の登録、カルテの作成、ミーティングのレポートの作成など、すべてに使用している。さらに、スコーネ地方全体のメールシステムがプログラミングされていたりインターンの連絡網も入っており、いつかなるときも連絡ができるようになっている。

受付のイボンヌは、ある日、新しく導入されたパソコンがどの程度役に立つか、個人的にだが実験してみた。その実験の対象に私も入っていた。患者が突然来られなくなったという連絡を、彼女はパソコンで私にメールを送り、職場の職員各自の郵便箱にメモを残し、事務室の留守番電話にメッセージを入れ、さらに昔からの方法で簡単なメッセージをメモ用紙に書いて私のデスクの上に置いておくというものであった。結果は、デスクのメモ用紙が一番初めに私の目に入ったのである。彼女はこれをほかの人にもためしてみたそうだが、やはりメモ用紙が一番であった。近代化された中で何となく考えさせられる実験で苦笑したのだが、頻繁に故障するパソコンを一〇〇パーセント信頼することはできないということも教わった。

心理療法士やソーシャルカウンセラーなどの部屋は、患者やその家族を招き入れて相談できるように広い個室になっているが、私たちのように別の所に治療室がある者は、事務所は書類の倉庫と電話応対だけの場所になっている。

統合保育園コレベッケン

留守番電話を聞いたり、机上のメモ（必ずスタッフの誰かが連絡事項を残していく）に目を通

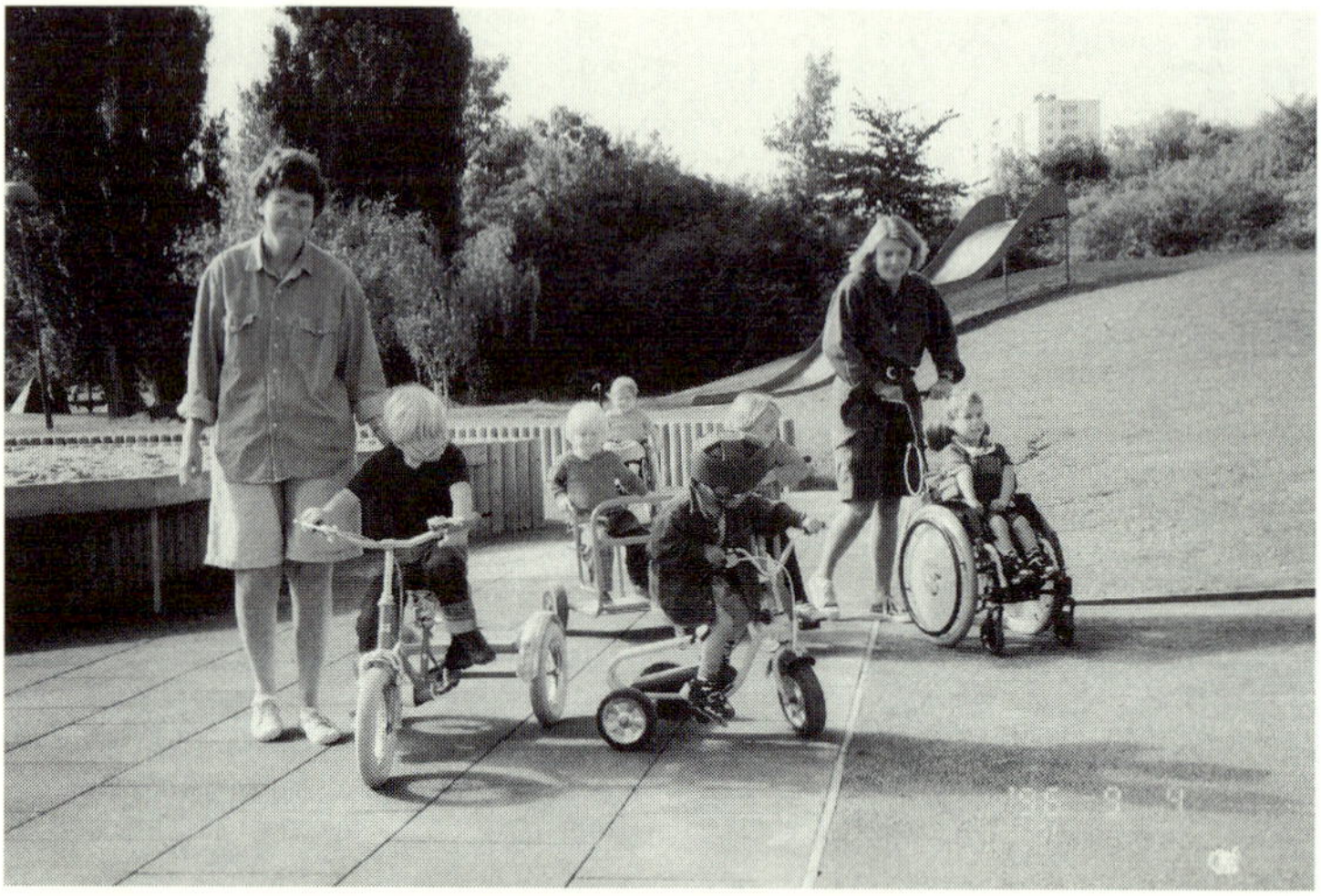

統合保育園コレベッケン

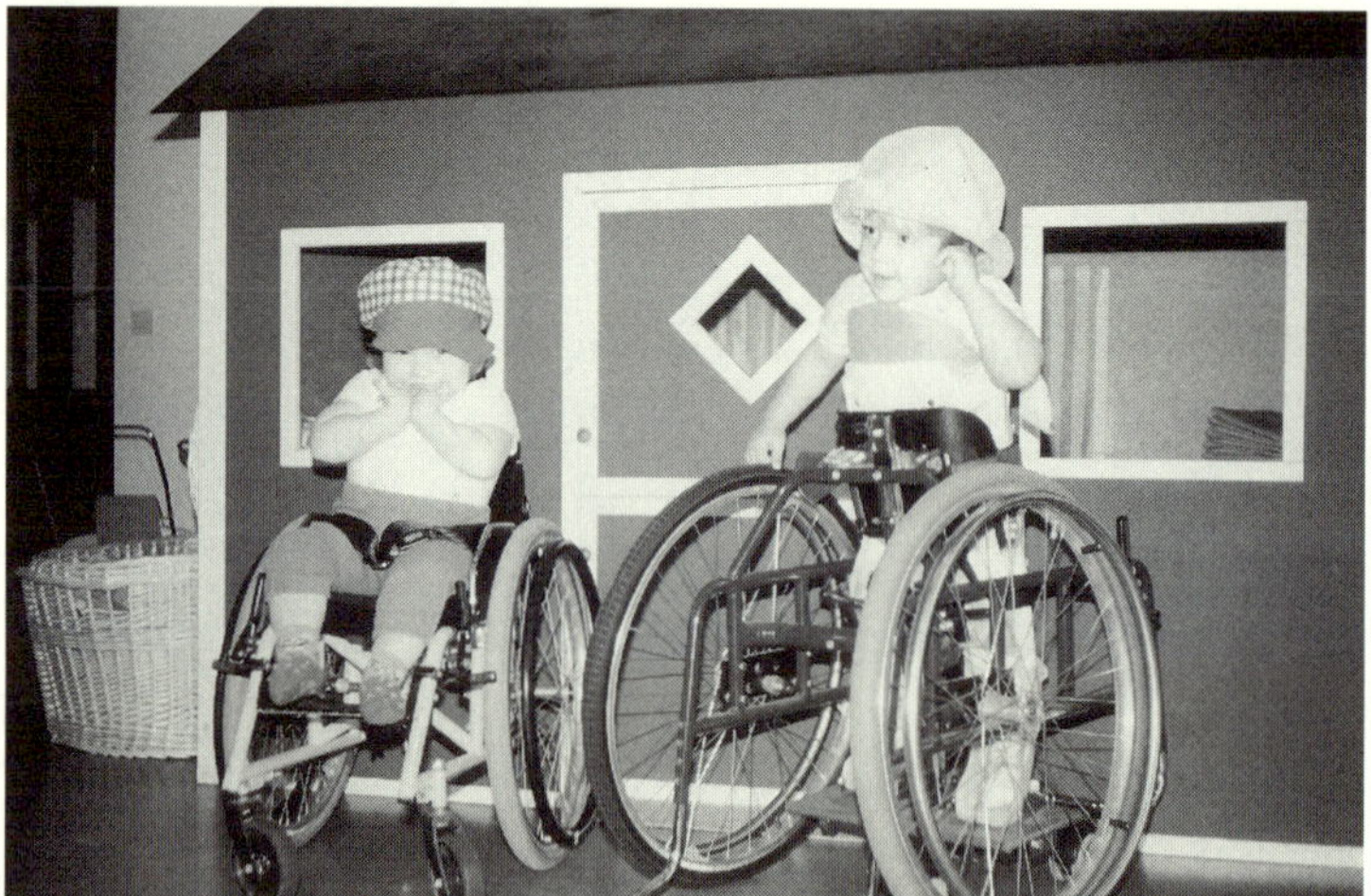

車椅子に座るのも立つのも遊びの中での訓練

して九時になると、ハビリテーリングセンター付属の保育園「コレベッケン」に行く。この保育園は、健常児と障害児をインテグレート（統合）して保育している所で、現在五クラス、四六名の園児がいる。それぞれのクラスには、保母、幼稚園教師、さらに特別教育教員などの三人がスタッフとして配属され保育にあたっている。この保育園に、障害児の個別担当の理学療法士や作業療法士が、それぞれの時間にハビリテーリングセンターから訓練を行うためにやって来る。私は、そこにいる障害児の大半を担当している。

五クラスの中の一クラスは統合ではなく、重度重複障害の通園児六名だけがいる特別調査クラスとなっている。まだ病名が明確でない、特別養護の必要な幼児がここで一年間ハビリテーリングスタッフとの頻繁な接触をもっているのだ。病名の解明や、両親とのこれからの対処方法を考えていく所だともいえる。現在、歩くことも、座ることも、意志を伝えることもできなくて寝転がるだけの重度の子どもが四人と、スコリオシス（脊髄側湾）障害の子どもと、一七八ページからの「10　スカンジナビア間の医療福祉の様子は？」で述べるが、エンゲルマン症の子どもが、三人のスタッフと特別食を必要とする子どものためにいる栄養士のおばさんと一緒にいる。また、子ども好きな彼女は、自分の仕事の合間に子どもの面倒も見ている。

統合クラスの一つに、私の担当のアービドがいる。アービドは、特別調査クラスから統合クラスに一年前に移ってきた。三歳になったばかりの重度脳性麻痺の子どもで、まだ言葉もなくときどき「アウアウ」と発語がある程度。彼が自らの意志で動こうとすると両手両足が引きつるように硬直してしまい、首は据わらないままグニャグニャしている。また、のどが弱くて食事もうまく飲みこなせなかったので、二年前に栄養食を胃に直接注入できるように胃瘻《いろう》手術（三一ページ参照）をしている。腹壁に開口されたストーマは小さな傷口のようで、「バリアシート」と呼ばれる皮膚保護剤のテープが貼られている。ビーチボールについているような、空気を出し入れする注入ボタンがお腹に直接ついているのだ。アービドを専属に担当しているアシスタントのエバは、時間になると流動食をチューブ管から点滴の要領でポンプ注入する。

こんなアービドに対して、私と理学療法士のアンニカは、各種の補助器具を利用して訓練している。主に使用する道具は、座位を固定させるための補助器具や、食事用に特別にあつらえた椅子とか、両足が拘縮《こうしゅく》のため交差しやすいので、それを阻むための股間にサポーターのついた椅子や、アービドが遊べるための自転車や木馬などである。プールでの遊びを兼ねた水浴治療も、週一回、理学療法士のアンニカより受けている。

この日、アービドと私は、電動で動く「アッカ装置」を利用しての訓練を繰り返していた。この装置は平たい箱のような車で、前もって広い床の上に特別な磁気テープをレールのように貼り付け、その線上をセンサーで読み取りながらゆっくりと前進する装置なのだ。この箱の上に椅子を設置して、ワンタッチで前進できる大きなボタンスイッチが取り付けられてある（ほかの幼稚園に通っているトビアスも利用。次ページ写真参照）。

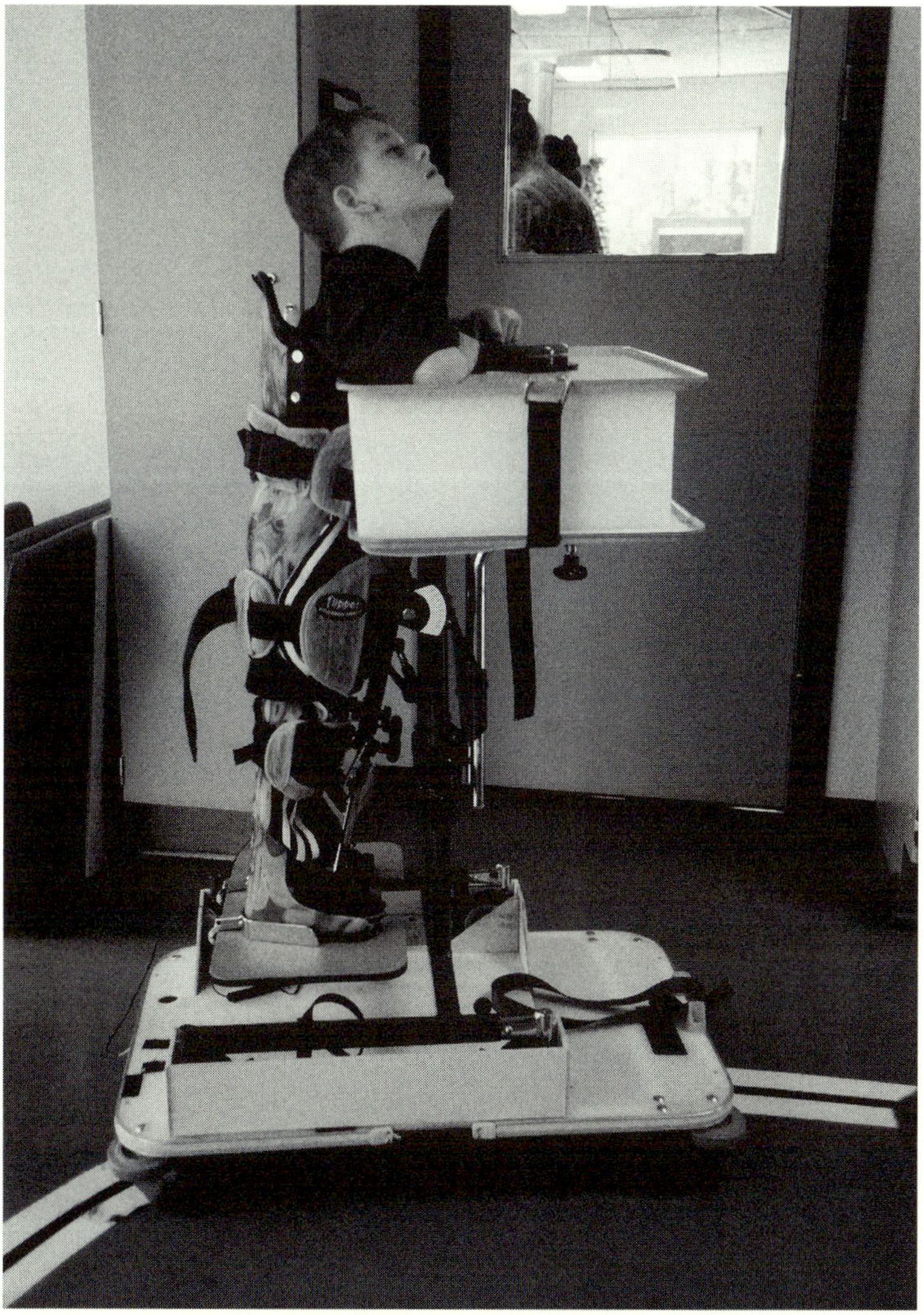

アッカ自動車で磁気のレールの上を走るトビアス

「アービド、アッカ自動車を運転しに行こう！」。私は、アッカ装置を「自動車」と呼んでいる。これにアービドを座らせて、腰と胴を固定させるベルトと胸胴固定のわっかをはめて運転できるようにするのだ。私はアービドと一緒に遊ぶうちに、徐々に彼が私の問いに対して反応してくるのが分かってきた。出会うたびに挨拶代わりにする動作、自由に動かない腕をもち上げて、大きく揺れる動きの中で私のほっぺたに一生懸命触れようとしている動作が見られる。アービドには知的障害がないため、言葉による問いを理解することができる。ひきつる腕ではまだ目的のほっぺたに自由に触れることはできないが、ときには鼻をかすめることもあるし、私の唇を爪で引っかくこともある。「イタタァーッ！」と大げさに痛がる演技をすると、アービドはまた喜んで手を伸ばしてくる。してはいけないことをやろうとしているイタズラ心が健康な青い瞳に宿るのを見つけて、私も安心する。また、彼の意志で伸ばした手を取って私のほっぺたへ持っていってやると、口元をゆがめて嬉しそうに大きく笑うのだ。

　ボールをテーブルの上に置くと、一〇回のうち一回はそれを机から落とすなど、手や腕のコントロールができるようにするため遊びながら訓練をする。しかし、まだまだその集中力は微々たるものだ。運転するという行為が可能かどうかを確かめたい理由から、私はこのアッカ装置を用意した。もしも運転が可能になるほど手や腕が動かせれば、電動の車椅子を利用することも可能になるし、四肢麻痺のアービドにも自分の力で移動する希望が見えてくるからである。

　アッカ装置には、最初、前進用のボタンだけがつけてある。アービドは、最近になってようやく自分の意志で前に動かせるようになった。それでもずっとボタンを押えておく力はなく、少しでも頭が動いたりすると、神経的な異常運動（脳と筋肉との協調性がなく、腕が勝手に動く）で腕がひきつられボタンから離れてしまう。この前進ボタンに、今度は後進するボタンを加えて、前進と後進を選んで運転できるように訓練する。一気にボタンスイッチを手動の棒状スイッチに換えて、前後左右に運転できる装置に換えて試してもよい。このアッカ装置は、磁気テープがない所では室内を自由自在に動き回ることができるのだが、その操縦はアービドがしなければならない。まだまだそれにはほど遠いが、アービドが自分の手で、もしそれがだめなら腕で、頭で、目で何かをしようとする意志が芽生えるよう、私は彼を訓練している。

アッカ装置で訓練の目的となる室内のスベリ台の所まで来たら、私はアービドを抱えて彼の足で階段を上り、ともに滑って下りる。そのたびに彼は、身体中で笑う。一、二度繰り返すだけで、抱えている私は汗びっしょりになる。四六時中いる両親の苦労が、身をもって感じられる。週に一、二度の少ない時間しか訓練できない私の非力さにはつい悲しくなるが、ときには集中的に、また両親、保育園での担当者、理学療法士、言語療法士などと協力して訓練をすれば、電動車椅子を運転できるようになるのもそう遠くはないと思う。

のちの話だが、夏休みに入って私は、アッカ装置をアービドの家まで運んだ。居間にある家具や機器をすべて壁側に寄せたり、庭のテラスに重ねたりして広いスペースをとって家族の人は待っていた。私はアッカ装置のスピードを、それまで非常にゆっくりだったものを少しスピードを上げるように調整して、アービドがスイッチを押すだけですぐさま反応するようにし、また当然室内には磁気テープが貼られていないので、自由自在に方向が決められる装置のものにした。アービドは、両親の呼ぶ方向へ顔を向けようとし、目の前の操縦装置に手を伸ばした。ときどき、彼の意志通りにアッカ装置が前に進むが、壁に突き当たってすぐさま動かなくなる。動かなくなると、アービドは唸るように怒っている。「自分で運転しなさい」と言いながら次の反応を待っていると、手を伸ばしてスイッチを押そうとしている。しかし、届かない。するとまた唸り、その声が半泣きになる。いろいろと指導しながらも、アービドが体験を通して学習していく方法を私は両親にすすめた。少しだが、電動車椅子の使用に近づけたと思う。

コーヒーブレイク

一〇時ごろ、スタッフみんなが、三々五々二階にあるコーヒー兼ランチルーム（休憩室）に集まってくる。普段はみんなコーヒーか紅茶しか飲まないが、木曜日か金曜日には、当番のスタッフグループが焼き立てのパンやハム、レバーペースト、チーズにジャムなどそろえてちょっとしたブレイクタイムになる。そこでの雑談は、世界共通のダイエットの話、そのほかには料理、植木の話、最近増えてきたのがパソコンの話、ときには変動の多い政治の話とさまざまである。

私は日本に住んでいたときよりスウェーデンに住んでいる方がもう長いのだが、スタッフはつい日本の話題を私に振ってくる。インターネットのないひと昔前では、日本の話題も白紙状態で

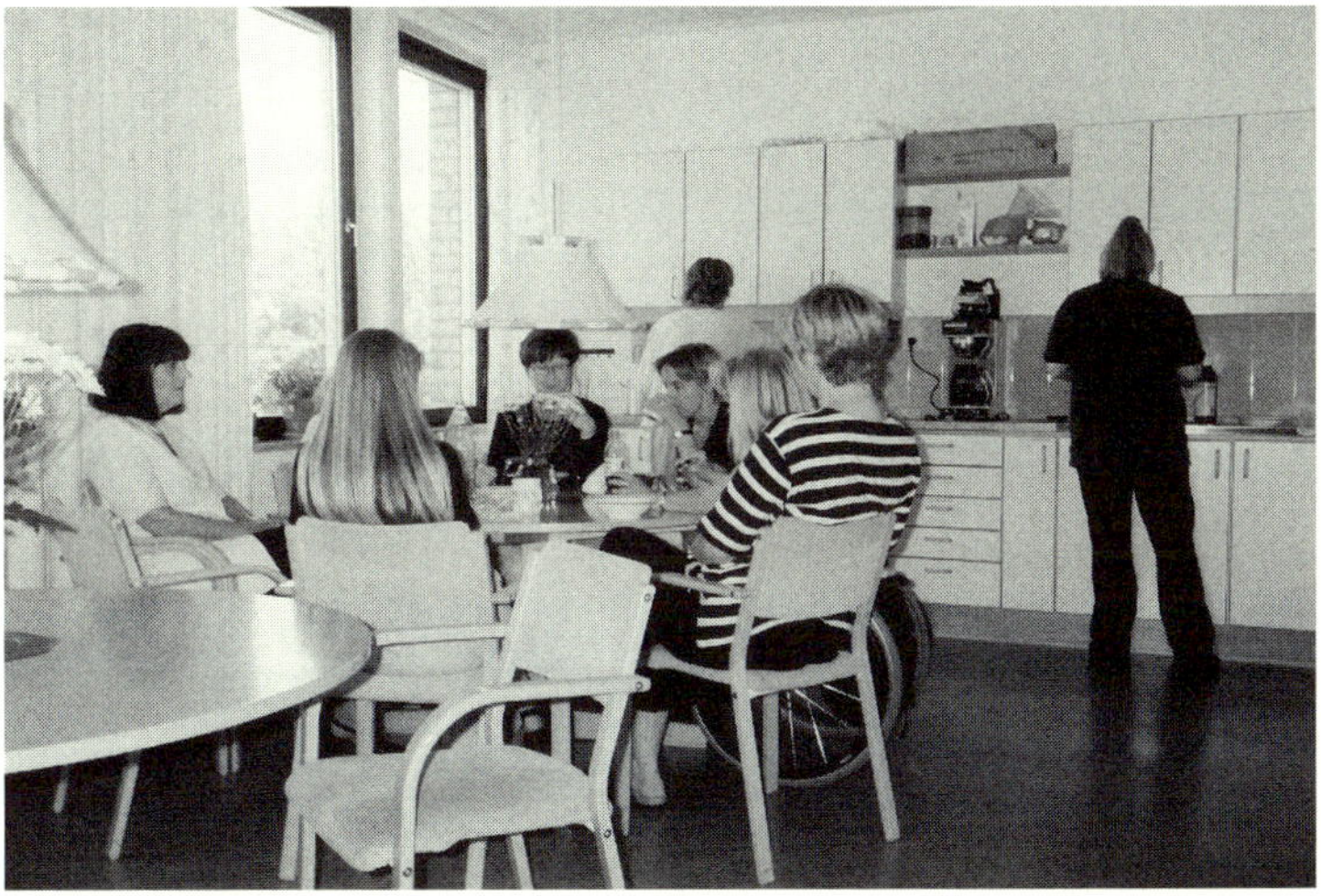
コーヒーブレイク

よく分からなかったのだが、今ではまるでドラえもんの「どこでもドア」のようにネットを開くだけでどこへでも行けるから、日本の話題にも事欠かない。おかげで、世界が一挙に狭くなって非常に嬉しい。

ブレイクタイムに、自分が受け持つ子どもの別の担当スタッフがコーヒーを飲んでいるのを見つけると、つい休憩時間も忘れて数々の方策について話し合ったりもする。この休憩室では、スタッフの休憩が目的で患者や仕事の話はするべきではないと一応センターの運営委員会で決められて何度も禁止されているのだが、みんな忙しく、このときしか顔を合わせないこともあり、仕事の延長でつい話し合いをしてしまうのである。休憩なのだから、患者のことを考えないでストレスを解消するよう、ゆっくりコーヒーを飲むように、というセンターの配慮なのだが、これだけはスタッフ一同なかなか守れない。「こんな話はここではするべきではないのだけど、どうしても……」と、まず初めに断ってそれぞれが話している。

互いの受け持ちのスタッフがつかまらないのは常で、日常生活全般の仕事を担う作業療法士たちは、ハビリテーリングセンターの長い廊下を歩くだけで、犬も歩けば棒に当たるじゃないけれど、ほかのスタッフにつかまっては四つも五つもの仕事が降ってわいてくることになる。

「ヨシコ、オリバーの車椅子の足留めが外れているので後で直して！」（患者の母親）

「カーリンの手の補強が必要なんだけど、スプリント（手や手首を固定するサポーター。九二ページ参照）できるかな？　時間ある？」（理学療法士）

「この前話していたピアノの教師が障害児を引き受けてもいいって言ってたから、両親に連絡してね！」（余暇コンサルタント）

「今度ＩＳＰ（個人専用のサービスプログラム。八〇ページ参照）の会議があるんだけど、出席してくれる？」（ソーシャルワーカー／カウンセラー）

と、こんな具合に四方八方から仕事が飛んでくる。そうでなくとも物忘れがひどくなりつつある私の頭では覚え切れないので、早めにメモをしておくか、インターンメールで送ってもらう。スタッフも人の顔を見ると用事を思い出すらしく、ついついつかまえたくなるのだ。私とて同様で、ついスタッフをつかまえて頼み事をしてしまう。

病気をして一日休んでも、誰も私の仕事の代わりはしてくれない。逆に、デスクの上はメモの山積みと化するので、なるべく休まないようにしている。仕事が多くて残業もするのだが、すればその分だけの時間を計画的にほかの日に休日をとるか、病気になったときにその相当分を休日に当てている。

コーヒーを飲み終わると、同じ二階にある技術室に行く。ここは、補助器具の修理をしたり障害児の体型や能力に合わせて器具を調整したりする所で、ほとんどどこのハビリテーリングセンターにも必ずある。ここでは二人のエンジニアが働いていて、一人は高校の工学部を卒業して障害者用機器の講習を受けた人、もう一人は作業療法士でありながら機械やコンピューターに精通している人である。

彼らの所でリム（コレベッケンにいる四歳の男子。小頭症で言語が片手の指の数ほどもなく、起立歩動ができない）の椅子に上下移動できるとってをつけるために、予約書に患者の名前と私の名前、修理の主旨の説明や図を描いて予約箱に入れておく。エンジニアがいれば彼らに直接頼んで説明することができるが、修理する順番もあるので、予約書にその旨を書いておくのだ。

その技術室の隣には裁縫室がある。ここには裁縫士のレーナがいて、障害児の体型に合わせてベルト、ベスト、クッション、そのほかワンタッチ用玩具や、触感を刺激するマットなども手づくりしてくれる。彼女は私の担当しているスヌーズレン（感覚統合教室、一六一ページ参照）の相談役でもあり、いろいろと工夫しては素晴らしい物をつくってくれるので非常に助かっている。

この日、特別調査クラスにいるカイサに与える感覚刺激用のマットをつくるため、その材質や中に入れるものをどのようなものにするか（たとえば、触れると音が出るようなもの）レーナと相談していると、予約しているタクシーが来る時間になって慌てて飛び出した。上着を着て移送タクシーカードを持ち、作業療法士の七つ道具の入った鞄を脇に抱えると、「122」と書かれた玄関先に止まっている車に飛び込む。ハビリテーリングセンターでは専用車がないので、自分の車をもたない人は、コミューンと専属契約しているタクシー会社を利用して家庭訪問や学校訪問をする。これは予約制で、あらかじめタクシー会社に連絡しておかなければならない。遅くても三〇分前には予約するようにしているのだが、ときには忘れていて（一年前は、利用するときに直接かければよかった）移送タクシーがつかまらなかったりもする。移送タクシーは、予約時間の八分を過ぎると罰則料金を加算するか、客を待たないで次の客の所へと行ってしまう。だから、慌てて待ち合わせ場所に行くことになる。逆に、タクシーが予約時間に遅れてきたりすれば安くなるかといえば、そうはならない。矛盾した話だ。

一度、このことについて文句を言ってみようと、運転手に尋ねてみたことがある。すると、障害者や高齢者が同じ場所や時刻に移送サービスのタクシー（障害者が、月々一定額を払って移動用に契約をしている）を利用する場合、二、三人を次から次へと拾って一緒に乗せていくので、一人が遅れるとほかの人の所へ行く時間がずれてしまうのだそうだ。それで、速やかに移動できる条件として、「八分条件」をコミューンと契約したのだ、と移送タクシーの運転手が説明してくれた。なるほど！

でも、予約していた移送タクシーが来なくて次の訓練や会議に遅れてしまったことが何度かある私の場合、やはり納得がいかない。とにかく、時間通りには来て欲しいものだ。

一時の家庭訪問は住宅改造の件

ネシュラという女の子は一〇歳になる重度重複障害児で、日本ではいわゆる寝たきりになってしまう子どもである。アービドは、まだ豊富に意思表示もあるし、表情さえ読み取ればいろんな希望が見えてくるが、ネシュラはまったく意思表示がない。視線も流れるだけだし、一塊の人形に等しい。肌の色も透き通るように薄く、まるでガラスの人形なのだ。食事もできないので、アービドと同じくポンプで流動食を胃に直接ストーマから注入している。それでもネシュラは、昼間、基礎学校（小学校）の特別訓練学級へ通っている。スウェーデンでは、誰でもどんな状態でも七歳になれば学校に行く権利をもっているし、コミューンはそれを受け入れる体制をつくらなければならないと義務づけられている。だからネシュラは、朝夕、移送タクシー（小型バス）で車椅子ごと乗って送迎してもらっている。

さて、ネシュラ一家はブルガリアからの移民人で、母親のラヂガはまだ二九歳と若い。ネシュラの上にも一二歳の女の子がいる。買ってまもないという一軒家は、障害者には適していない家だとタクシーを降りて一見して分かった。車椅子などがスムーズに入れる障害者に適した家は、平屋で段差のない家屋である。でも、目の前にある家は、玄関へ達するのに階段が八つもあって、地面から一メートルも上がった所にある上げ底式の家屋なのだ。玄関を入ると、中はすでに壁紙が貼り替えられ、ペンキも塗り替えられて、室内改造はすでに終わっている。家具も調度品も高価なものが誂えられて、とてもきれいに片付いている。感じのいい母親は線が細く、ネシュラを思い浮かべさせる。

「ブルガリアでは、お客様には必ずもてなしをしなければいけないって言われているのだけど、コーヒーを飲んでくれます？」

いきなりコーヒーに、主人の誕生日が昨日だったということで、クリームケーキやチーズケーキやクッキーなどがテーブルの上にぎっしりと並ぶ。

移民の多いマルメでは、患者の中にもいろいろな国の人がおり、そういう家庭を訪問すると必ず何かのもてなしを受けるので、結構得をした気分になる。スウェーデン人の家庭では、ほとんどストレートなコーヒーだけか何も出なく用件だけで終わるが、移民をしてきた家庭では、必ず何か特別なお菓子がコーヒーについて出てくるのだ。トルコ人やアラブ人の家で出されるコーヒーは、底にコーヒーの粉が一センチばかりも残る濃いコーヒーで、知らずに飲むとむせ返ってしまう。出されたプリンのようなお菓子は、特別な花を水に漬けて香りを染み込ませた癖のあるお菓子で、たぶん、その国の人にとっては最高級のもてなしをしているのだろうが、スウェーデン人にはあまり好まれないようだ。

職場のコーヒーブレイクのときにも、このときの話が話題になったことがある。あの香水を垂らしたようなお菓子には閉口するとか、失礼になるので家族が見ていない間にバッグに押し込んでさも食べましたという顔をしたら、お土産に持たされたという笑い話のような話を、面白おかしく、ときには皮肉を込めて話したりしている。

スタッフには悪気のない話なのだろうけれど、私にとっては少々居心地の悪い会話なのだ。もし、日本人がお茶菓子として大福など出したら、やはりスウェーデン人には食べられないだろうし、納豆などの匂いだけでも閉口するに違いないだろうから。

スウェーデンで働いているのだから当たり前のことだが、周りのスタッフは（看護士のジャシィだけはポーランドからの移民）純血のスウェーデン人ばかりである。だから、スタッフの話や内容が、ときにそんなところにもエスカレートしていくのはやむを得ないことだし、私を彼らの一員として認めてくれているからこそ、無意識のうちに移民人に対しての愚痴や苦情が出てくるのだ。それは、致し方のないことなので聞き流せばいい。私にしたって、移民の人が仕事もなく生活保護を受けながら豪華な一軒家に住み、高級車をもち、自分の権利だけ主張して次から次へとあれもこれもと必要もないのに補助器具を欲しがったりされると、無駄金の余裕もなく車一つも持てない我が身を振り返って愚痴の一つももらしたくなる。どうしてそのような生活ができるのか不思議でしょうがないが、中には福祉予算を悪用している人が、移民人だけでなくスウェーデン人にも残念ながら必ずいるのだから哀しい。でも、大半の福祉予算を移民人にもっていかれるスウェーデン人にしてみれば、許せない事実なのであろう。真意のほどはともかく、移民の人に対してよくは思われていないことは確かである。よって、異文化の衝突も免れない。だから、コーヒーブレイクにホッとして、ついつい愚痴をこぼすスタッフの気持ちが非常によく分かる。

移民人とスウェーデン人の間にあって、どちらの気持ちも考え方も分かる複雑な心情になるのは、私が移民の中の一人に数えられていて、日本という国を背負っているからだと思う。日本で仕事をしていれば日本人だけの視点に立って患者や外国人に接していればよいが、私のように外国で仕事をしていると、移民人の目に映る私の役割は、スウェーデンの福祉を施行する、つまりスウェーデンという国を代表する作業療法士であると同時に、一人の移民人として、二つの視点や観点から対処するべき立場に立たされるから容易ではない。

移民人の患者に初めて出会うと、同族心から理由もなく歓迎されたり、少ない経験だが、スウェーデン人の患者の家族からは逆に敬遠されたりもした。こんなふうに、人種差別問題についていやが上にも敏感になり、また認識させられるのだ。まあこれも、外国という国で働いているからこそ体験できる特殊な出来事で、考えさせられることは多いが日常生活の刺激にはなっている。

とにかく、私の特別な舌のおかげで（ただ、食い気だけが旺盛なのかもしれないが）、恥もかかずにネシュラの母親のケーキをしっかり食べた。家族の要望（たとえば、玄関の階段にエレベーターをつけるかスロープを取り付けて車椅子が上がれるようにして欲しいとか、地下にバスルームとネシュラの部屋を造りたいなど）を一つ一つ聞きながら、またこちらの規則も伝えながら屋内を念入りに見て回った。家の設計図を見ながら地下に下り、取り除いてもよい壁などを調べる。一つだけあるバスルームも、七つ道具の巻尺を持ってドアの幅からトイレの高さ、バスルームの大きさなどを測る。見れば見るほど、障害者にとって不向きの家であることが分かる。この家を買う前にひと言尋ねてくれれば助言もできたのに、と悔しく思うがすでに遅い。

私たちは、患者が選ぶ家やアパートにもいろいろな相談や助言を与えているし、引っ越しをするという話があれば、前もって相談してくれるように頼んでいる。というのも、この家族のように、買った後でたくさんの住宅改造をする必要性が出てくるからだ。

コミューンでは、もちろんすべての改造費用を出してくれるが、障害者がいながら不適当な家に引っ越したときは、許可されない場合もある。そのままほかの所へ引っ越しを強要させられるか、改造費用をすべて個人で賄ったりすることになる。作業療法士は、家族がその住宅に改造後もずっと住むという保証を口頭でしか得ることができない。信じなければできない仕事だ。

「地下は、残念だけど寝室を造るようにはもともとの図面が設計されてないから、地下をネシュラの寝室にする考えはあきらめた方がいいわ」と、私は次々と助言していく。

「それから玄関だけど、玄関脇の垣根をはずしたとしても横付けのエレベーターをつけるほど土地の余裕がないし、道路にはみ出てしまうから取り付けられません。スロープを設置することも考えられるけど、段差が非常に高いので無理が出てくると思う。今は車椅子をどうしてるの？」

「ガレージに車椅子を置いて、ネシュラを抱いて階段を上がっているの。まだ軽いからいいけど、そのうち重くなると大変でしょう！」

「階段式のエレベーターがいいかもしれないわね。普通のだとネシュラは乗れないから、どれが一番適当か今度調べておくわ。それからバスルームだけど、今あるバスルームを大きくしたらいいのじゃない？　この壁もそっちの壁も移動できそうだし」

私は、玄関脇のホールの空間がバスルームに続いているのに気付いた。壁を移動すればバスルームが広くなって、介助する母親の負担を小さくできるし、介護用の移動用リフトが使用できる。もう一つ、玄関脇にあるつくり付けの棚も取り除くと、玄関ホールが広くなって車椅子を移動するのにもしやすい。簡単な改造案の見取り図を書いてみせると、彼女は納得したらしく、考えてみると言う。住宅改造の費用と認可を得るための申請書にサインをもらって、移送タクシーで職場に戻った。

住宅改造の場合には、私たち作業療法士が必ず家庭訪問をして、障害者にもっとも適切な改造案を家族とともに相談し、何故これだけの改造が必要なのかという証明書と簡単な設計図を作成することになっている。それと同時に、自分の持ち家なら持ち主のサインだけでいいが、借家やアパートの場合は、大家の改築許可書ももらわなければならない。それらすべての書類をまとめて、コミューンの建築事務所に申請するのが私の仕事だ。そして、そこにいる障害者専門の建築コンサルタントが、下請けの建築会社や電気会社そのほかに、患者の家を訪問するように指示するのだ。彼らは、私の書いた改造案を基にして費用の見積もりをし、コンサルタントに提出するのだ。それによって許可が下りると、すべての家屋改造が無料でしてもらえることになり、予算を見積もった請負業者は早速改造工事を始めることになる。

改造・改築の範囲は、障害者とその家族が普通の日常生活にもっとも近い生活が営めるように支障をきたす部分だけを改造するので、必要部分だけのスタンダードな改造になる。したがって、バスルームの改築などでタイルの色を元の色から好みのものに替える場合は、その差額を支払うことになる。それでも、ほとんど無料同然で家屋の改造ができるので、障害者の家族はホッとするのである。

改造範囲は実に広く、二階建てで二階に寝室がある場合は、上の階へ上がれるようにするために手摺り専用のエレベーターを取り付けたり、バスルームで洗浄に困るときはバスタブを取り除いてシャワールームに改造したり、台所に電動で上下移動できるシステムキッチンを設置したりと、大胆なものまである。

しかし、これだけのことを無料で改造をしてもらえると聞くと、やはり中には悪用する人も出てくる。必要もないのに障害を盾に家屋の増築を頼んだり、多大なるお金をかけて改造・改築した後、家を購入した金額の倍の値段をつけて売りに出したりと、建築事務所も作業療法士もあっけに取られる事態が発生することもある。だから、ますます家屋改造援助を申請する場合には、慎重な調査が必要になってくるのである。

笑い話ではなく悲しい話なのだが、マルメの東地区の医療チームの作業療法士が、ある高齢者でＭＳ病（多発性硬化症）を患っている患者にエレベーターが必要になって、住宅改造の援助金をもらえるように申請したことがある。しかし、改造に至るまでに実に一年以上もかかってしまった。やっとできたと思ったら、一週間後には使う間もなく患者は亡くなってしまったそうだ。莫大な建築費用が何の役にも立たなかったわけだ。家屋改造を望む人が後を絶たず多くて間に合わないのは分かるが、能率よくしなければお金をドブに捨てることにもなるので、さらにシステムの見直し調査が始められている。

家屋改造の証明書は、重度の身体的障害者だけではなく、軽度の機能障害をもつ者や、知的障害者、微細脳損傷症候群障害者などの注意欠陥障害児（集中力の欠ける児童）にも起用される。また、電子レンジが危ないのでタイマーを取り付けたり、扉を開けて出ていく放浪癖のある障害者の場合には扉に強固な鍵を取り付けたりと、ニーズに合わせた簡単な改造も申請することができる。このために、大学の作業療法学科では、障害者のための建築基本、環境設計基本を学習する。また、実際の改善事例などを、家庭訪問して研究もする。医療と建築の両分野を連携する重要な役割を、作業療法士は担っているのである。

家屋改造の提案は、ハビリテーリングセンターの作業療法士にとっても、また高齢者を主体にした地区診療所の作業療法士にとっても重要な仕事の一つとなっているのだ。その上、市の地域の建設プランや増築・建築の場合にも作業療法士に尋ねられることもあるし、ルンドでは、障害者のために設計に関与している専門の作業療法士もいる。

住宅改造を施行した工務店や大工は、仕事が終わると私の方に連絡してくれるか、建築コンサルタントに連絡することになっている。ときには、家族から思っていた改造と違っていると苦情が来ることもあるので、再び家庭訪問をしては最善の改造になるようにするための努力もしている。また、プロの施行業者の安全対策の提案に家族が反対して好きな材料を選んだ場合などは、医療カルテにそのことを記述しておくようにしている。のちに、もしも何か事故が起こった場合のためである。このように、細々としたところまで作業療法士として加わっていくのであるが、改造した後の使いやすい家屋と家族の喜ぶ顔を見ると、創造した後の充実感を感じることができ嬉しくなってくる。

ランチタイム

一二時がすぎると、持ちよりのお弁当（サンドイッチ）を食べている人、スタッフ同士でグループを組んで交替でお弁当（簡単な手料理）を持ってきている人、冷凍食品をマイクロオーブンで解凍している人など、さまざまな人が休憩室に集まってくる。お弁当を持ってこなかった人は、ハビリテーリングセンターの受付のそばにあるカフェでパイ、サンドイッチ、クレープ、サラダなど買うか、外まで買い物に行くかしている。

このカフェは、成人知的障害者が通っている「デイセンター（サービスセンター）」（二一一ページ参照）からのスタッフ一人に、三人の知的障害者が来て営業をしている。レジカウンターで勘定の計算ができなくてまごまごしたり、ゆっくりゆっくりと自分の持ち場で掃除をしている風景をよく見かける。ここでの仕事は、彼らの社会性の訓練であり意義ある労働活動の訓練でもあるが、私たちスタッフや訪問客にとってもありがたいカフェなのだ。

「ヨシコォー、今日もキノコクレープ食べる？」

ハビリテーリングセンターのスタッフ全員の顔と名前をしっかり覚えているテレサは、人の好みも覚えていて、注文する前にすかさず声をかけてくる。人なつっこい彼女はスラリとした細身で、どこが知的障害なのか一見しただけでは分からない。レジでの仕事も無難にこなすから、ほかの障害者からも頼られている。

長い冬が明け、春や夏などの天気のよい日には、それーッとばかりにハビリテーリングセンター脇の庭に繰り出して、ピクニックがてらランチを食べる。少しでも太陽が出れば、スタッフ一同みな日光浴に余念がない。

スウェーデンに来た当初は、そうでなくとも地肌は黒いし、美容によくないと思い、スウェーデン人とは逆に太陽を避けた生活をしていた。しかし、数年がすぎると、太陽なんて浴びなくても大したことはないと思っていたのはまったくの勘違いだったと思い知らされた。モグラのような冬の生活を強いられるこの国では、夏の間に少しでも太陽を吸収していなければ関節や骨がも

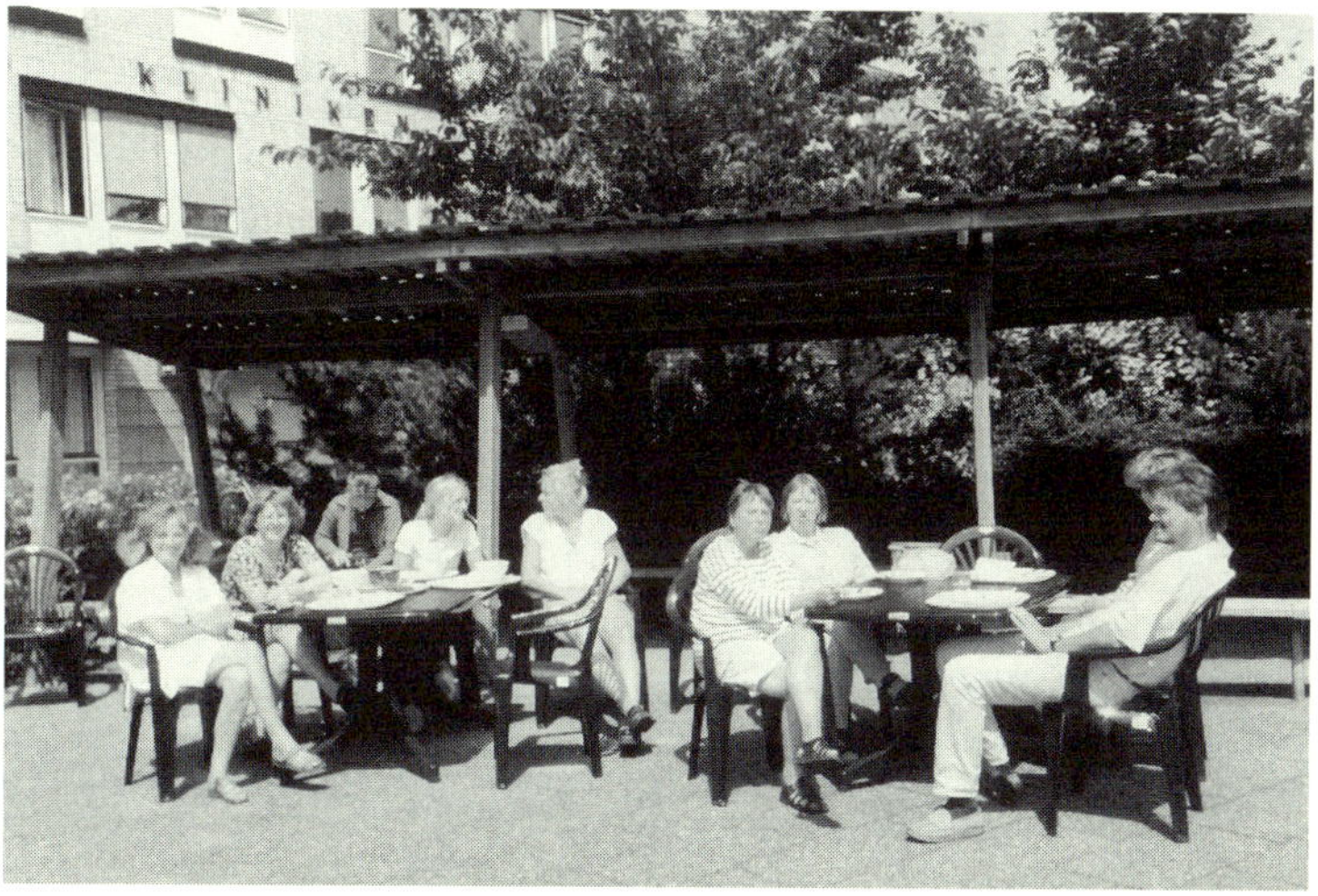

スタッフの昼休み、屋外でのランチタイム

ろくなり、骨《こつ》粗《そ》鬆《しょう》症《しょう》（日光によるビタミン不足になると、骨をつくるカルシウムが不足し、骨折やくる病になりやすい）になりかねないのだ。現に、私の指の関節にも支障が現れ始めて慌てたことがある。原因はほかにあるのかもしれないが、日光浴は無料でできるのだから、数少ない晴天の日には少しでも太陽を吸収するようにしている。だからと言って、一日中丸焦げになるまで日光浴をするのではなく、適度に日に当たるようにしている。私の場合、なるべくほかのスタッフに続いて戸外のランチタイムを楽しむように心がけている。

定例集会（カンファレンス）

午後一時からは、マルメの西地区の医療チームの週一回の定例集会がある。この集会には、各専門職種（理学療法士、言語療法士、特別教育教員、心理療法士、医者、余暇コンサルタント、そして私）のスタッフが集まり、ハビリテーリングセンター委員会からの連絡事項の報告を聞いたり、新しい依頼書などを取り上げるのだ。このほかの集会としては、専門職種別の集会（ミーティング）、たとえば作業療法士だけが集まる集会が二週間おきに開かれる。

それぞれの地区での集会（カンファレンス）は、ハビリテーリングセンター内で同時に開かれる。以前、西地区の二つの区域を同時に受け持っていたときは、掛け持ちで二つの集会に参加していた。幸い今では、西地区の第一区だけである。しかし、私の責任範囲は、この西地区の第一区とハビリテーリングセンター付属の保育園コレベッケン、手の外科手術の専門、スヌーズレン（感覚統合教室、一六一ページ参照）とかなり広く、一区域だけを担当するのと違いかなりハードである。そのため、是非とも作業療法士の数を増やしてもらいたいのだが、予算不足で職員の削減はあっても増えることはなく、悲鳴を上げている状態だ。

スタッフの中には、本採用ではなく代理採用職員として長年勤めている人が多い。これらの人々は、本採用のスタッフが産休や何らかの技術・講習・教育の習得、ほかの職場をテストするための試験期間など、長期にわたって休職する人をサポートするために採用された人たちである。本採用の人が辞職しない限り、代理採用契約はいつまでも続く。またその代理の人の産休、講習など、代理の代理起用とかなり複雑な雇用形態の人が多いのだが、ここでは詳細を説明することを省く。

とにかく、この期間限定の代理採用が多いのだが、先々が不安だとして本採用を望む人は辞めていくケースが多い。西地区の第二区域にいた作業療法士のウルリカは、マルメから八〇キロメートルほど離れたエンゲルホルム（Ängelholm）のハビリテーリングセンターに空きができて本採用になれると知ると、そちらへ移ってしまった。マルメのハビリテーリングセンターに、彼女はわずか七ヵ月いただけである。

急きょ産休明けのスタッフが一年半ぶりで戻ってきたのだが、その彼女は、子どもがまだ小さいためにパートとして働きたいと短縮労働の要望を申し立てて、それがすんなりと通った。この国には、子どもが六歳以下の場合、週四〇時間の一〇〇パーセント勤務を七五パーセントにまで下げる権利が与えられている。だから、子どもに対して理解のあるハビリテーリングセンターでは、本採用の職員のパート希望も問題なく通る。週に一〇時間勤務のパートタイムだけでは補えないほどたくさんの障害児のいる第二区は、彼女の受け持ちの子どもたちが、そのまま私の担任として継続することになった。以前から知っている子どもたちばかりなので、初対面のときのような苦労は省けるが、担当範囲が広くなる分一人当たりの治療訓練の時間が少なくなり、質の面で考えると薄くなりすぎる傾向があり頭の痛いところだ。

さてさて話がそれたが、二階にある図書館兼会議室では、西第一区の医療スタッフが一〇名ほど集まっている。チームリーダーのマリー（理学療法士）は、みんなにハビリテーリングセンターの運営委員会（地区のリーダーたちと医者の代表者、医療書記の代表者と総院長で構成されている）で決議されたことを報告した後、本題に入る。報告は、たとえばハビリテーリングセンターでの労働状況や室内改造をいかに快適にするかとか、新しいコンピューターのプログラミングに備えての講習会をどういうふうにして行うか、そして、スコーネ地方自治会での決議にどう対処するか、さらに雇用態勢の変化などである。

地区ごとの図書館での集会では、新しい患者や、すでに調査や訓練を始めた患者の報告や評価などを取り上げて、数々の問題点などを自由に論議する。一人で策略を練るだけでなく、ほかの人のプロフェッショナルな見解を聞くよい機会となっている。

マリーは、地区内の小児保健センターや診療所、保育園、学校、大学総合病院の小児科などから来る調査依頼や診断依頼書を次々に取り上げて、会議を進行させていく。いわゆる、日本でいう「ケースカンファレンス」だ。チームリーダーは三年間の交代制で、やりたい人が立候補すればよい仕組みになっている。チームリーダーには、リーダーとしての手当てが給料に加算されることになっている。

「これは、保健センターからの依頼なんだけど……」と、人柄の温厚なマリーが依頼書を読み上げる。それによると、四歳児で保育園に通う男の子なのだが、言語も運動能力もほかの子どもに比べて劣っているから調査して欲しいと、保健センターの心理療法士が、簡単なテストの結果疑問に思った子どもに関しての依頼書をハビリテーリングセンターに送ってきたものだった。最近代理採用されたフィンランド出身の理学療法士シーモは、見るからに気の優しいテディベアを思い出させる人で、静かな声で「じゃあ、僕が受け持つ」と言って引き受けている。

日ごろから親しい仲間なので、集会も和気あいあいのうちに進む。一学期に一度は、一日をかけてこの医療チームのあり方を考える時間が運営委員会から与えられている。その日は、今までの方法でいいのか、スムーズにいかないところはどこか、ハビリテーリングセンターの基本に沿っているかなど、病院を離れてときには田園の、ときには海辺近くのレストラン兼カンファレンスルームを借り切ってミーティングを重ねて、スタッフ間の親睦を図るのだ。遠足を兼ねた座談会のようなもので、とても楽しい一日である。


すでに気付かれたと思うが、スウェーデン独特の平等精神はあらゆるところに浸透している。平等への考え方や、社会システムが根本的に違うのだ。男女の性的差別のない平等ということだけではなく、誰にも依存しないで、すべての人が自立した上での平等なのである。それは、幼いころからの家庭環境、母親も父親も共働きで、家庭内のことは共同で行っていくという歴史的な環境がつくり上げたものだろう。

手の空いている者が掃除をし、料理をし、子どもに本を読んで寝かしつける。学校では、家庭科も木工技術も男女の差別がなく、みんなが裁縫をし、料理をし、大工仕事をしている。ささいなことにまでその意識が浸透しているスウェーデンでは、互いに貸し借りのない、依存しない自立を基本として、互いの位置を同等化しているといえる。だからこそ、議論する場合も上から下へと一方的な縦の関係ではなく、相互信頼の下に白熱した議論が繰り広げられる。それをもっとも象徴するのが、互いの名前を呼ぶときに、スウェーデンでは子どもから老人までファミリーネームではなくファーストネームを呼び合うことだろう。まだ若い女医のカーリンも、脳神経外科の偉い医者も、みんなファーストネームで呼ばれて親しまれている。私も「ヨシコ」である。これは北欧ではごく普通になっているが、同じヨーロッパでも、フランス、イタリア、イギリスなどはまだまだ保守的で、「ドクター〇〇」と呼ばなければいけないらしい。

日本から来た医者の中で、自分の名前をスタッフに伝えるときに、名字に〝さん〟をつけて教えていた人がいた。つまり、スウェーデン人に「〇〇さん」と呼ばせていたのだ。最初はプライドの高い人だなあと思っていたが、しばらくして実に妙案だと感心した。名前を呼び捨てにされたくなければ、初めからそのように教えればスウェーデン人はそれが名前だと思って親しく呼ぶから、怒られても、叱られても、笑われても〝さん付け〟となる。名前を呼び捨てにされて怒るよりはいいかもしれない。まさに、グッドアイデアだろう。

この一見ラフなスウェーデンの平等・同等理念は、先にも言ったが、一歩北欧から外へ出ると異なってくる。それが明らかになったのが、ＥＵ（欧州連合）加盟のときである。スウェーデンというラフな平等精神が強く出て、スウェーデン人のためにＥＵ参加の心構えとなる条件が新聞に書いてあった。会議に出席する場合には必ず正装してネクタイを締めるようにとか、秘書がいる場合は決して自分で電話の応対をしてはならないとか、相手の名前は肩書きとフルネームを呼ぶようにという類のものであった。めったにネクタイを締めないスウェーデン人にとって、これは苦痛に等しい。それに、自分が上司という立場でありながら電話応対もアポイントメントをとることも気軽にしてしまうスウェーデン人は、南ヨーロッパで雇った秘書たちから総攻撃を受けたそうだ。秘書として雇われているのに上司が自分のワーキング領域を侵す、とすさまじく嘆いたそうだ。

どの条件も、スウェーデン社会に現存する同等精神を覆した心構えであった。逆にスウェーデンの新聞では、不平等でいまだに保守的な南ヨーロッパの風習を、面白おかしく批判もしていた。

余談だが、交通事故現場ではお国柄がもっとも外に出るようで、フランスやイタリアでは両手を広げたり拳を空中にかかげたりと、大声で互いを罵り合い憤慨するそうだが、スウェーデンでは、互いの車の損傷を確かめ保険会社に連絡し、互いの住所をてきぱきと交換するという。そして日本はといえば、車から降りた者同士がペコペコお辞儀をし合って、長い時間、自分の非を謝っているというものだ。その真偽は別として、それぞれのお国柄をよく表していると思う。

「それから、これはストックホルムから引っ越してきた九歳の重度脳性麻痺の女の子なんだけど、引っ越しの際、一応最低限の補助器具はストックホルムから持ってきているらしいの。でも、何かほかにも必要かもしれないので、家族にとりあえず連絡してくれる？　ヨシコ」

医療書記の人にいきなり電話連絡があったというメモを、マリーは読み上げた。そのほか、小児科の医者から依頼の書類が回ってきており、それを次から次へと取り上げていく。

「これは調査依頼の件だけど、二歳の水頭症の子どもで、まだ発語が出てないし、手の機能もひょっとしたら悪いかもしれないと小児保健センターから。アグネータ（言語療法士）が最初に会う？　それともヨシコ？」

見るからに優しそうなアグネータと私は、顔を見合わせて「どうする？　一緒に会おうか？」と、同時に会うことを簡単に取り決める。患者の容体により、どちらの訓練を優先するかは患者に会った後で決めてもいいし、また同時に訓練してもいい。これらすべての決定は、それぞれの専門分野の判断しだいで、家族とともに治療のプランを立てるのだ。ときには、専門家が二人から三人、四人と同時に携わることもあるので、ハビリテーリングセンターと家族とのコンタクトパースン（代表連結者）を決めている。この役目は、ほとんど、依頼を初めに受けた人が受け持つと暗黙のうちに決められている。このコンタクトパースンが治療訓練の計画の進行を図り、患者を取り囲む専門家たちをまとめて小さな患者のための医療チームをつくるのだ。いわゆる、日本でいう「ケアマネージャー」の役割であるが、簡単なようで意外と難しく責任は重い。だから、二人が一緒にその役目を担うことになれば、治療計画も相談しながら立てられるという大きな利点となる。

ここに来る依頼書は、前述したように小児科の医者や学校の看護婦、地区にある小児保健センターの心理療法士などから送られてくる。そのほとんどが運動機能の診断をして欲しいという依頼で、理学療法士宛てが多いが、一旦調査を始めると、運動機能の問題というのは氷山の一角でしかなく、根本的な問題点は深いところに隠されていることが多い。だから、いろいろな角度から活動分析（知覚、言語能力、筋緊張等々）などをして判断できる医療チームが必要となってくるのである。

医師のカーリンは普段小児科の専属なのだが、週に三日はハビリテーリングセンターに来ている。彼女は親しみのある笑顔が特徴的で、患者へのあたりも優しい。彼女を交えて一人の患者の話に移る。

「私の見た限りではこの四歳の女の子は普通なんだけど、何かステレオタイプ（同一行為を繰り返す）のところがあって引っかかるのよ」と、カーリンが言う。

「私もそう思う。遊んでいて、ふーっと自分の世界に入ってしまうような。ボールを投げながら話しかけても、ボールだけに目がいって、そのままボールに魅せられるような……」と、特別教育教員のヘレーナが、昼食に間に合わなかったと言ってリンゴを丸かじりしながら話す。カーリンの視線が泳いで、担当の私のところで止まる。

「私が会ったときも、別に手の機能に支障は見られなかったわ。両手を同時に小刻みに動かすのは、何か気に入った玩具を見つけたときの表現みたいだし、服に小さなゴミがついていたのをきれいに取っていたから、手の機能ではなくて行動そのものに異常があると思うの。こちらから出す課題には見向きもしなかったし」と、私も自分が観察した結果を報告する。もちろん、カルテには詳しく書くのだが、こんなふうにみんなと話し合える機会は医者にとっても貴重な時間となる。

「そうそう、私のところでも本を持ってページをめくり始めると、何を言ってもまともな返事が返ってこなかったわ。母親もそれが分かるから心配だって……。じゃあ、DAMPチーム（自閉症専門のグループ）に調査を依頼してみるわ」

カーリンはコーヒーカップを横に置いて、今の話をメモして次の話に移った。

ISP（Individual Service Program）ミーティング

この定例集会を一時間半で終えてから、今度は理学療法士のインゲボルイと小学校一年生になる女の子の通う学校へ、三時から始まる「ISPミーティング」に参加するために行く。インゲボルイは、移送タクシーを使わないで自分の車を利用している。プライベートではなく仕事でマイカーを使用している場合は、走った距離数を毎月医療書記に報告すれば、その距離に応じて補助金

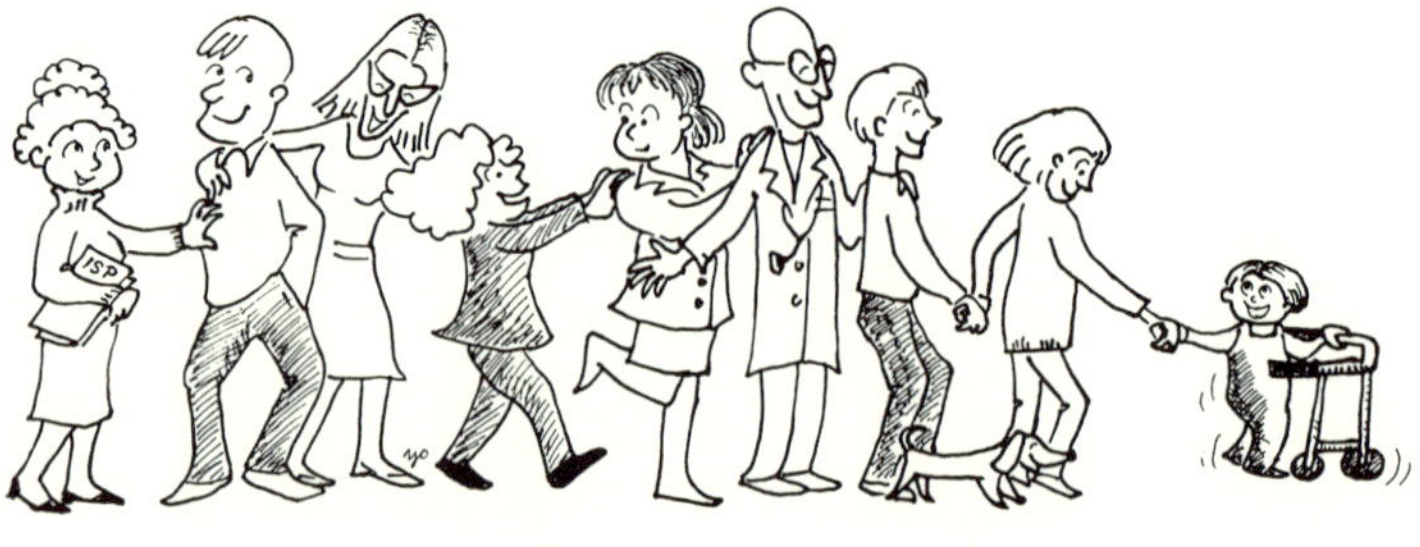

障害児を取り巻くISPスタッフと共に歩む

が給料に加算してもらえる仕組みになっている(一キロメートルあたり一三クローネ。牛乳二リットル分)。

ISPとは、個人専用のサービスプログラムで、これはハビリテーリングセンターが推奨している行政間の横のつながりを広めるミーティング方式でもあり、障害児個人のニーズを分析していくのに非常に役立つ方式である。その特徴は、障害児を取り巻くスタッフがハビリテーリングセンターだけではなく、家族、学校、福祉課、そのほかの日常生活に必要なスタッフが個別に方針を主張するのではなく、ともに手を取り合って同時に一堂の下に集まるというもの。そこで話し合いがもたれ、一つのハビリの達成すべく目標を掲げ、それに対応するプログラムを作成していくのだ。そのミーティングのリーダーを、前述したように「コンタクトパースン」と呼んでいる。ミーティングの場所は、ときに学校であり、ときにはハビリテーリングセンターである。

小学校へ着くと、患者の家族がすでに来ていた。教頭、クラスの教師、それからSIH(学校における障害者問題を取り上げる障害者協会)からは代表者のエバが来ていた。

患者である七歳のアブレサは、遺伝性の関節や筋肉の異常症状があり、両肘が自分の意志では曲げられない。食事をするのに腕を曲げようとしても、曲げる力がまったくないため伸びたままなのだ。伸びたままの腕では食事はできない。だけど、見るからに賢そうな大きな目をした可愛いアブレサは、物を食べるときに、腕をテーブルの角に押しつけることによって何とか曲げ、そして口をそこへもっていく方法を自分で考え出した。この要領で、テーブルがないときには、近くの壁に腕を振り上げて、重力によって手が下がるのを利用して手を曲げ、髪をすいたり、アイスクリームを食べたりしている。曲がる腕の角度は普通の人と比べて半分もないので、すぐには食べ物が口に届かず、首をしきりに伸ばさなければならない。そのため、首の回りの筋肉が異常に発達して太くなっており、逆に肩の筋肉はほとんどなく、アブレサはそれを隠すためにふんわりと膨らんだフリル付きの袖や襟のブラウスを着ている。

アブレサの両親は、ユーゴスラビアのコソボ自治州から数年前に移民してきて、母親はまだスウェーデン語がおぼつかない。父親の方はいち早くスウェーデン語を身に付けていたので、父親を介して会合は進む。コンタクトパースンでもあるインゲボルイが進行係を務めている。このアブレサは、三ヵ月ほど前に、背中の筋肉を取って右腕に移植するという珍しい手術をしたのだ。ギブスも取れて、ハビリテーリングセンターの私とインゲボルイの所に毎日通って、新しく腕を曲げる筋肉を鍛える訓練を始めたばかりだった。初めはほとんど曲がらなかった腕も、訓練によってわずかだが曲がるようになってきた。

学校では、アブレサの手術の報告と日常生活において何に気を付けないといけないか、また授業を受けやすいように環境整備をする話が進められた。彼女のために、私は特別なワーキング用の椅子を与えている。腕が曲がらないため身体全体を曲げて活動しようとする従来の悪癖をなくするために、背当てやひじ掛けのある椅子である。また、教科書の出し入れが簡単にできるように、座席のすぐ横には、特別にあつらえてもらった本箱を用意した。給食のときには、口に手が届きやすいようにと、柄を長くした自助器具用のフォークとナイフを彼女は使用している。学校にある食器洗浄機ではそれらを洗うことができないので、個別に洗って欲しいと学校側に説明する。また、ズボンの着脱衣ができないので、トイレに行くにはまだ付き添いが必要なことなどを話し合った。学校側からは、さまざまな協力体制と彼女の活躍ぶりなどを聞いた。明るいので友達もたくさんできたし、もともと賢いので、すでにスウェーデン語の本を読むことができると先生が話すと、両親は誇らしげに頷いていた。

母親は、生まれたばかりの弟が腕を曲げて泣いているのをアブレサが見て、なぜ自分の腕は曲がらないのかと詰問されて困ったと話した。それまでは、大きくなったら自分の腕は自然に曲がってくるものと思い込んでいたようだ。ところが、弟が生まれてからというもの、自分の腕がほかの人と違っていることなど、少しずつ自分のハンディが直らない事実だとして理解し始め、心理的な動揺が彼女に現れてきたことの不安を母親は訴えた。どう対処すればいいか分からない、と母親は心配気に言う。そこで、どう助言するべきかなどをみんなで話し合った。同じような珍しい病気を患っている女の子が郊外に住んでいるので、彼女に会えば分かり合えるのではないかと思い、紹介する約束をした。

私が初めてアブレサに会ったのは、彼女がまだ二歳になったばかりのころだった。子どもの不自由を嘆き訴え、ときには成す術もなく、何もできないでいる私たちの無能さを非難して泣くばかりだった母親の姿が思い浮ぶ。子どものハンディを見て、健常児が行く普通の学校には入学できないものと解釈して、途方に暮れていた。母国では、ハンディのある子どもは特殊学校でしか受け入れ態勢がなかったので、子どもを不憫に思い泣いていたのだ。私たちが、スウェーデンでは知能障害がない限り普通の学校へ入学できると説明しても、半信半疑でなかなか信じてもらえなかった。もし、小学校へ行けば、アブレサが転んで怪我をしないように、あるいはイジメられないように母親の自分も毎日ついていく、と無理な主張もしていた。心配のあまりかたくなになっていた母親も、アブレサが普通の小学校へ入学したときには小躍りもせんばかりに喜んで、アブレサに真っ白いドレスを着させてハビリテーリングセンターまで見せに来た。

「ヨシコ、ヨシコー、小学校へ行ってきたよお！」と、廊下に家族中が現れて私の名前を呼んだときには、私も家族の一員のように嬉しかった。

数ヵ月すぎたころ、アブレサは学校で転んで手を骨折した。そのときも彼女は、母親に心配をかけまいと思ったのか、あるいは大好きな学校へ行かせてもらえなくなると不安に思ったのか、自分の痛みをひたすら隠して、保健養護の先生にも母親には内緒にしてくれるように頼んだという。それでも数日後にはギブスが必要となったが、幸い大事には至らなかった。そんな彼女を見守る母親も、アブレサの筋肉移植の手術の結果が良好で、まだ弱々しいが、少しだけ曲がるようになった腕に希望を見いだしたのか、明るい表情に変わってきた。アブレサ自身、この少し曲がる右腕が大好き、と言うようになってきている。左腕がそうなるのも時間の問題であろう。

手の機能訓練

一日の最後の患者エーリンが、午後四時に来た。エーリンも、手術後の特別訓練を受けている。彼女は、分娩麻痺で生まれたときから左腕や指がまったく動かなかった。お産のときに肩が恥骨に挟まって出てこれなくなり、緊急処置による荒っぽい引き出し方が起こす頚神経の裂傷である。子どもや母親の生命と引き換えの処置で仕方がないとはいえ、その後遺症は簡単なものから重症のものまでさまざまだ。帝王切開していれば免れていたことであるが、やはり帝王切開にも危険が伴うので、一概にこれをすればよいとも言えぬらしい。

ほとんどの子どもは、数ヵ月して神経の腫れや裂傷が癒えて元通りに治るのだが、中には完全に神経が切断されてしまって完治できない場合や、ある程度はよくなってもやはり後遺症が残る場合がある。腕が上がらない、外側に回らないなどの症状は、往々にして腕が楽器のトランペットを抱えているように曲がっているので、「トランペット症状」とも呼ばれている。早ければ、生後五ヵ月くらいのころに神経の縫合やバイパスなどの手術をすることもあるが、それでも完全には治らなくて何らかの後遺症がやはり残る。少し大きくなってからは、肩の筋肉の移動や移植手術をして、ある程度運動範囲を広げることはできるようになる。

その手術後の訓練に彼女は通ってきている。小学校四年生のエーリンは、乗馬が好きで、早く乗馬をやりたくてしょうがないらしい。自分専用の馬ももっている。

目の前の積み木を、内側から外側へ向けて移動する訓練。私が高く掲げている大豆入りのお手玉を取ろうとする、手を伸ばす訓練。つかんだお手玉を、今度は的を目がけて下から上へと投げる訓練。壁に設置してあるペグボード（一メートルほどの板に幾つもの穴が開いてあるもの）に木の筒を埋め込む訓練。これらの作業を、エーリンは難なくこなす。微妙な手術の違いに結果も違ってくるし、訓練に対する子ども自身の熱意の違いも結果を左右する。手術後の訓練は、目に見えて進歩が現れるだけに私は好きだ。

脳性麻痺の子どもの訓練は、毎日が地味な訓練の積み重ねで、なかなか進歩の様子が見えない。多大な忍耐力が必要となるだけに苦しいし、療法士としての力不足を腹立たしくも思う。奇跡が起こせる手があればどんなにいいかと、無意識のうちに神に望んだりもした。ほんのわずかな、一ミリほどの進歩を長い期間をかけて訓練するのだが、それがひとたび風邪でもひけば一ミリどころか数センチも後退しかねない。だから、それに必要なだけの忍耐力を備えて欲しいとも望んだ。ささいなことに一喜一憂しながらする毎日の訓練なのだ。

「ヨシコ、私、縄跳びがいっぱい飛べるよ！」と、日ごろの成果を見せたくてエーリンが言う。真っ白に近い金髪をおかっぱにして、細い体が躍動する。腕が内側に曲がっていて縄跳びは不可能な状態だったのに、手術のお陰で腕は外側へも開くようになった。後ろ向きに縄跳びをするように指示していたのを、忠実に彼女は守っている。自宅でも、ここで使用している持ちやすくてカラフルな縄跳びを買って練習しているそうだ。始めたばかりのときは、跳ぶたびに縄が足に絡まってなかなか飛べなかった。日ごとに上手になって、今では三〇回以上は跳べる。

母親は、一〇年も前の緊迫したお産の状況をいまだに鮮明に覚えているという。処置方法が悪かったとして、医者たちを相手取って訴訟を起こした人もいる。健康児に生まれるはずの子どもにハンディを背負わせてしまったという母親の苦しみに、私たち療法士はいろいろと説明できる部分を分かりやすく話してあげたり、心の重りを少しでも軽くしてあげられるように、彼女たちの懺悔や愚痴を聞く役割も兼ねている。ハビリテーリングセンターでは、ときに、分娩麻痺の親だけを集めて説明会を開くこともある。

もう集中訓練は必要ないと判断した私の所へ、エーリンは頻繁に来たがっていた。教師の資格を取るためにルンド大学へ通っているという母親は朗らかで笑いが絶えず、今回の集中訓練は非常に楽しいものとなった。エーリンのように、訓練に積極的な子どもばかりであればどんなに楽であろうかと思う。一ヵ月後の検診を約束して別れた。


以上で、一日の患者との接触は終わった。

日本では、常に患者が病院に来て訓練をすることになるので、作業療法士が受け持つ患者総数は、一人当たり一五人から二〇人ほどにもなる。一人の患者にかける時間は四〇分くらいとなり、それぞれの患者に作業指導すると同時に患者に自己訓練を促して、すぐに次の患者に移動するという訓練風景をよく見かける。またときには、グループで輪になって座り、ボールや風船を投げ合って訓練するという場合もあるようだ。

マンツーマン治療を主にしているスウェーデンの私たちの所では、一人にかける時間はまちまちで、基本的には一時間ぐらいと考えているが、スプリント（九二ページ参照）をつくったり、手の運動機能評価（九三ページより参照）をしたり、住宅改造のために家庭訪問や学校訪問をしたりすると時間は長引き、一人に二時間以上かかる場合もある。それに、街に出ていってバスに乗ったり買い物をしたりするオリエンテーリング訓練などになると、午前中とか午後いっぱいかかる場合もある。一人当たりに要する時間は、病気の症状によって違ってくるのだ。また、このほかに間接的な治療の一環としていろいろなケースカンファレンスに参加するので、一日に受け持てる患者数は非常に少ないものになる。まあ、東京の人口にも満たないスウェーデンの人口を考えると、そうなるのが当然なのかもしれない。

患者が帰った後、私はコンピューターに何人の患者が来たかの登録をしたり、現在ではすっかりコンピューター処理になったカルテへの書き込みを、時間をかけて行う。そのほか住宅改造の書類の準備をしたりするのだが、要領が悪いのか、とても時間が足らず、センターを出るのはいつも最後である。明かりを消して、職場の戸締りをして、といっても信じられない時間で、まだ夕方の五時半ごろなのだ。

警備のためのアラームカードを引っ張って、オンにして帰路に就く。このアラームは泥棒除けなのだが、ときどき、昼間に突然けたたましいベルの音を発することがある。パブロフの条件反射作用ではないが、反射的に二階にあるアラーム装置の電源を切りに私は走るのだ。以前、地下のスヌーズレン（感覚統合教室、一六一ページ参照）のアラームがうまく接合されていなかったときに何度も鳴って、みんなから「責任者のヨシコを呼べっ」とばかりにアラーム係をやらされたから、処置法を覚えてしまったのだ。

このアラームは総合病院の警備室につながっているし、警察と消防署にもつながっているので、擬似アラームが鳴ってパトカーなどが飛んでくると、後日多額の請求書を受け取ることになってしまう。だから、泥棒もいないのに鳴ると、急いで警備員に間違いアラームだと知らせる必要がある。アラーム用のスイッチを入れるのが嫌いなスタッフは、それが理由で早々に帰宅しているのかもしれない。外に出ると、まだ太陽の光がまぶしい。これからビーチへ行ってピクニックがてら夕食を食べてもまだまだ明るく、夜の一一時くらいまで白夜を満喫することができる。もっとも、これは五月から八月の夏の間だけで、冬になるとまったく反対の世界となる。

以上が、作業療法士としての私の一日の仕事風景だ。もう察知されているだろうが、日本の作業療法とはかなりの差があると思う。先ほども述べたように、スウェーデンの作業療法士は病院内だけの訓練ではなく、積極的に家庭訪問したり、学校へ出掛けたり、またのちに詳しく述べるが、町へ出てのオリエンテーリングやグループ活動の一環としてサマーキャンプをしたりと、社会的ないろいろなバリエーションを取り入れて作業訓練をしている。患者とともに自ら考えた問題解決方法や発想がどこまで訓練に通用するのか、また実践につながるのか、その結果が目に見えて分かるので最高に面白い。仕事であるにもかかわらず、ほかの国にはないこれほどの自由を謳歌していいのだろうかと不思議に思うほどだ。療法士個人の責任にすべて任せられるからこそ、やりがいがあるのかもしれない。

次に、作業療法士の仕事内容をもう少し詳しく知ってもらうために、用語などを中心に説明していくことにする。

6 作業療法士としてのスペシャリティー

スプリントとは何か？

スプリントとは、手や手首を固定するサポーターの役目をするもので、ギプスのように固いオルソプラスチックという材質でつくられている。型を切り抜いて摂氏七〇度ぐらいの温水にしばらく漬けているとグニュグニュと柔らかくなり、自由自在に形をつくり替えることができる。それを患者の手や腕にあてて形を決めると、冷えるのを待って完成。

このスプリントにはいろいろな種類があって、静養や矯正のためのスプリント、機能の援助や促進のためのスプリントなどがある。

脳障害をもつ人々によく見られる症状としては、手の機能が悪くなると同時に、筋緊張《きんきんちょう》が高まり筋肉が硬直して関節が拘縮《こうしゅく》することが挙げられる。そうなれば、短期間で腕や手首や指が意志で動かそうとしても動かないし、異常に変形してしてしまう結果となる。だから、その筋緊張から筋が拘縮してひどくなる前や、手術後にスプリントをつくって保護したり矯正したりするのである。

このほかに、手首などの関節に過度の負担をかけないためにも、機能の促進を図る軟らかいス

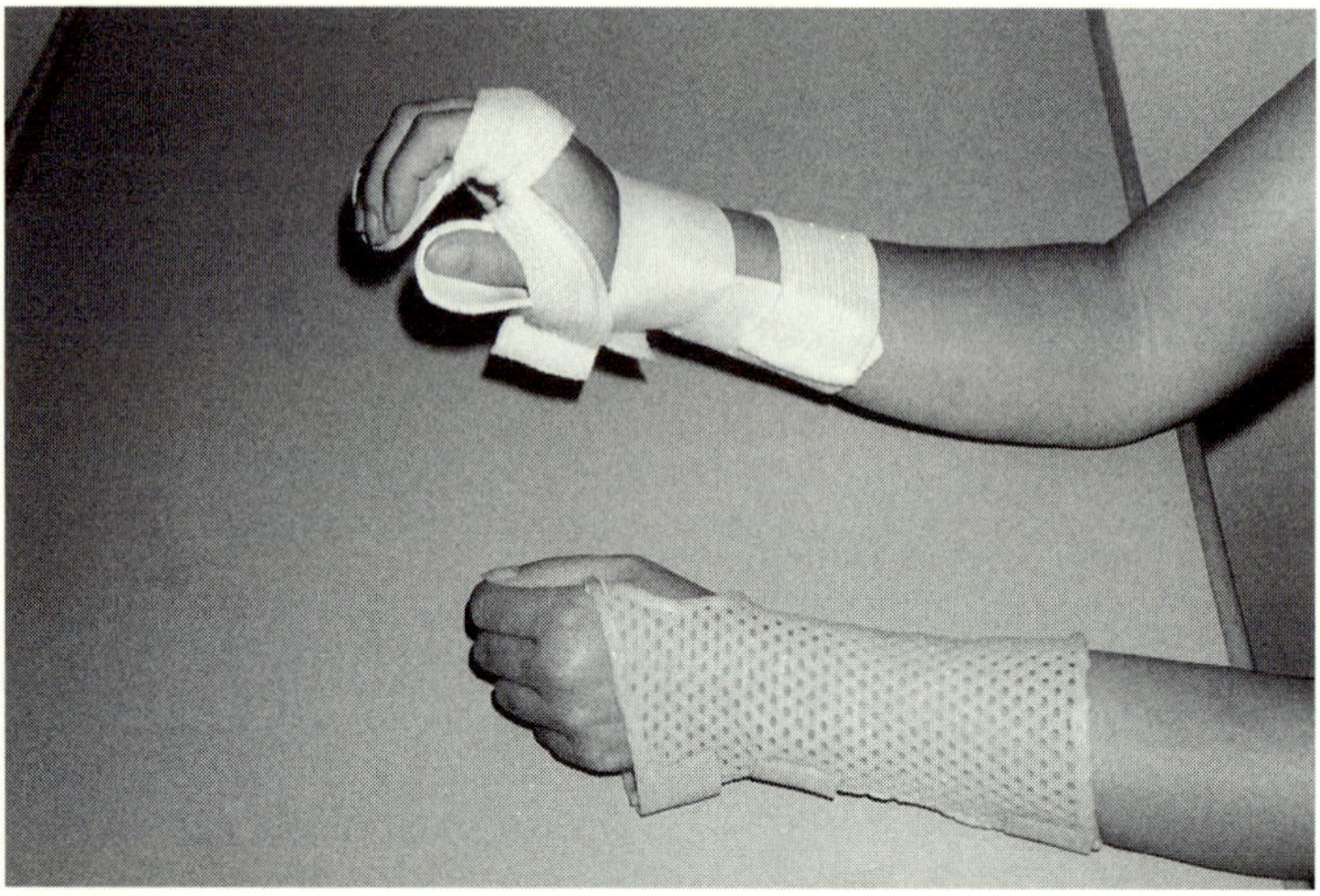
スプリントにも種類がある

プリントをつくったりもする。オルソプラスチックのように硬い材質ではなく、自由に手首の動かせるサポーターである。遊ぶときや運動機能の回復時、持続訓練を日常生活の中に取り入れるときにこの軟らかいスプリントは使われる。

スプリントは、脳障害だけではなく、患者の病因によって使う目的も材質も異なってくる。たとえば、関節リュウマチを患っている人の手の指の変形予防や矯正が目的のもの、皮膚の火傷が治癒するまでの保護のためのもの、弱い筋肉や切れた神経の成長を促すためのもの、といった種類がある。スプリントを使用する制限期間もその使用目的によって異なるので、医師と相談して決めることになっている（指示を受けるのではなく、双方の意見を聞き合う相互相談と言いたい）。

私は、このスプリントをつくるのが非常に好きだ。理学療法士と作業療法士のどちらになりたいかの選択を迫られたときに、私は手の器用さと創造性が要求される作業療法士を選んだ。常に、何かクリエートできるから好きなのだ。

ハンドセラピー

患者の手の訓練のときにも少し触れたが、作業療法士の仕事の中で、このハンドセラピーとしての役目がとても重要になる。というのも、手は脳と同じであるといわれるほど双方の動きは直結している。どんな作業をこなすにも、手の指の機能能力がなければこなせない。依頼を受ける手の機能評価のほとんどは、知的発達の遅れた子どもに往々として見られる手の指の運動機能の低下や、脳障害ゆえの手の機能障害などである。そのための適切な評価方法を修得するために、私たちは日ごろからいろいろな講習を受けたり、文献を読んだりして学習および研究をしている。また、手の整形外科医とも頻繁に連絡し合って相互に協力している。

整形外科の手の部門は、ここマルメの総合病院では、世界でも珍しく独立した科としてビルディングが立っている。ここでは、超微細なマイクロ顕微鏡で神経を縫合する手術が行われ、これまでに何度も、指や手を切断するしかないと言われた人を救っている。手の外科では、作業療法士が「ハンドセラピー」と別名がつくほど、スプリントをつくることを専門にしている。彼らは、主に神経系統のリハビリ訓練を担当している。

現在、私たちが使用している手の機能評価方法を紹介すると、MAP（Miller Assesement för

Preschoolers：幼児のためのミラー評価表)、ＨＡＢＢＡ（Handfunktions Bedömning på Barn：スウェーデンの作業療法士が、ロシアの脳神経医師ルーリアが発表した脳における分布図を中心に考案した)、ＢＥＯ（Bruininks-Oseretskys Test：手の運動機能評価法)、脳性麻痺障害者のための手の評価（これはスウェーデン全国で使用されていて、私も含めて全国七ヵ所の作業療法士が集まって共同製作した評価法）などを基本に手の機能評価をしている。

　評価の一覧を見れば、手の実質機能障害が見分けられる。握力検査、マニプレーション（手の指の動き)、耐久力、指で物をつかむ種々のつまみ方、感覚知覚テストなど、検査と観察とで一目瞭然にその人の弱い部分が分かる。手の生理的機能の障害はないが、その手を操る感覚知覚に障害が見つけられたり、また患者の年齢とは別の知的成長過程によるものが原因だったりと分かってくる。簡単な評価方法でありながら、心理療法士が下す複雑な知能テスト結果と驚くばかりに同じ結果が出てくるのだ。その結果により、弱い部分を補うためにはどういう補助や訓練をすればよいかスタッフと検討し、治療方針を決めることになる。

　マリーは、七歳のときに脳血管が破裂して片側麻痺になった。学校から頭痛がすると言って帰ってきた途端、台所の床に倒れてしまったそうだ。現在一五歳の彼女は、手首が曲がったまま伸びないのと、親指が手のひらの中に入ったまま動かないので、それを矯正する手術を受けた。男っぽいさっぱりした性格の彼女は、ショートカットの髪形で少年を思わせる。趣味も、女の子とはほど遠い、森の中をワイルドに走るモータークロスラリーである。ハンドルをしっかり握るためにも開く親指が必要なのだ。モータークロスのほかに彼女は、身体障害者クラブの水泳の花形でもある。国内のジュニア部門でメダルを争うほどの実力の持ち主なのだ。手の機能評価をするため、課題となっている動作を次々とこなしていく。


「はい、歯ブラシを持ってみて！」

「歯磨きのチューブの蓋を取って！」

「ナイフとフォークでバナナを切って」

「グラスを紙の上に置いて円を書いて。それをハサミで切ってみて！」

「あいよ！」とでも言うように彼女は言われるがままにするが、不自由な右手は手術前の段階においては普通に動かすことができないので、左手に添えてものを支えるだけのサポート機能だけにとどまっている。


手術によって手の機能がすっかり治ると思っている両親には、何度も、手の矯正であって健康な手と同等には回復しないことを伝える。手の矯正ができれば、それまで握れなかった動作ができるようになるのは確かで、そのために訓練をするわけだ。それに、弱い筋肉を少しでも力強くするために筋力トレーニングを繰り返すことになる。手術をすればたちどころに治ってしまうと考える両親が意外と多いので、あえて忠告するのだ。期待が大きければ失望も大きいので、できるだけ事実に対して忠実に説明しなければならない。

手術後のマリーの手首は真っ直ぐになり、親指も自分の意志ではないが外側に出ている。すべての評価をビデオに収めるのも重要な仕事の一つで、ほかの作業療法士の人に協力してもらって彼女の様子を常に撮影している。マリーは、手術後に着けるスプリントを通常は着用しているが、水泳をするときにはそれを着けていない。

「ヨシコ、私、毎日水泳の練習をしているのだけど、泳ぐときにどうしても手首が曲がろうとするの。水の中でも使えるスプリントはないの？」

「じゃあ、ダイバー用の生地でつくってみようか！」

さっそくブルーカラーの生地を取り出して手や手首のサイズを測り、用紙に写しとって型紙をつくる。手首に合わせてみて、フィットすれば生地を切り抜き、ミシンで縫う。それに、スプリントで形どった手首の形をした芯を入れればでき上がるのだ。


数週間後、テレビのニュースでハンディキャップのある人の水泳大会が放送されていた。何気なく見ていると、マリーが私の縫ったダイバー用サポーターをして泳いでいるではないか。「ガンバレー」と思わず叫んでいた。結果は、見事二位に入り、口元に嬉しそうな微笑みをたたえて表彰台に立っている。スラリと長い腕の先に、ブルーのサポーターが輝いて見えた。マリーは、オーストラリア遠征についていくことになって喜んでいる。手術後の、一年半の評価時までにはまだまだ月日がある。代わりのサポーターをもう一つつくっておくべきだったかな、とつい悔やまれた。

このように、手の予防や維持のため、また訓練や手の活用保護のために、手術後につけるスプリントや今回のような専用のスプリントづくりも必要になってくる。

ＡＤＬ訓練（Activities of Daily Living、日常生活動作）

作業療法士として働いている人の最終目標は、患者が障害をもちながらも自立して、より良い日常生活が営めるようになることである。患者がもつ障害要因以外の残存能力を生かして、日常生活の自立達成を可能にするための補佐をするのが私たちの役目だろう。

スウェーデンの作業療法士組合が発行した円形の「ＡＤＬ評価表」がある。私たちは、それを基準に患者のＡＤＬをチェックしている。これを一見すればどの部分が不足しているか分かるし、また期限を決めて集中訓練をすれば、もう一度チェックしてみたときにどの程度進歩したかもすぐに分かるようになっている。

脳のどの部分が損傷しているかによってもその症状はまちまちだが、言語障害や知覚障害などが現れるのは常である。たとえば、片側麻痺で移動や服の着脱衣が困難である場合、必ずしも手の麻痺だけが理由で服が着られないのではない。自分の服を見ても前後左右の見分けがつかなかったり、首を入れるべきところへ腕を通したりと、ボケてしまったと家族が嘆くことになる前後左右の見分けがつかなくなる知覚障害が生じることもあるのだ。

ADL評価表

パーソナルナンバー……………………
患者名……………………
住所……………………
……………………
Tel……………………
OTの名前……………………
訓練開始前………終了後…………
評価の日付……………………

下線図や色の説明
━━＝……………………
‥‥‥＝……………………
00000＝……………………
□＝……………………
□＝……………………
□＝……………………
□＝……………………

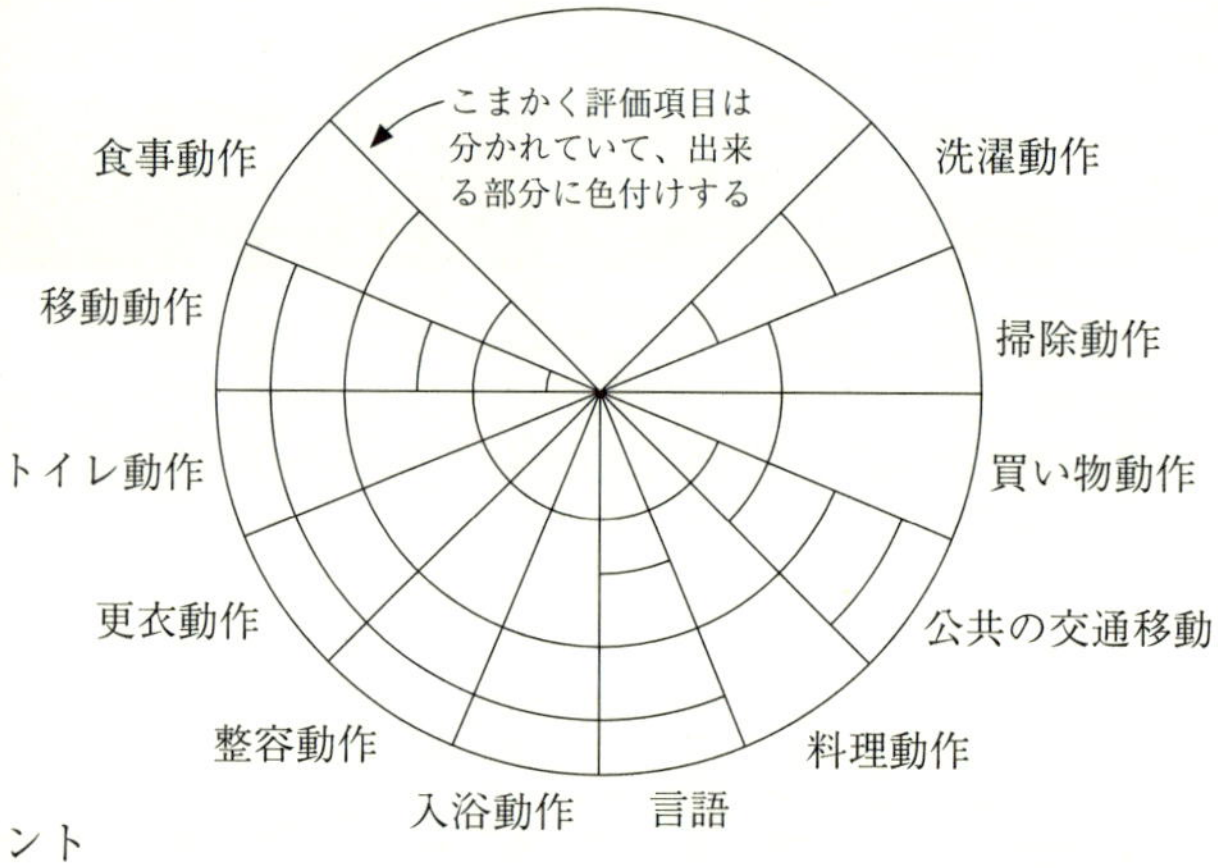

コメント
……………………
……………………
……………………
……………………
……………………
……………………
……………………
……………………
……………………

★作業療法士組合推薦によるADL評価法

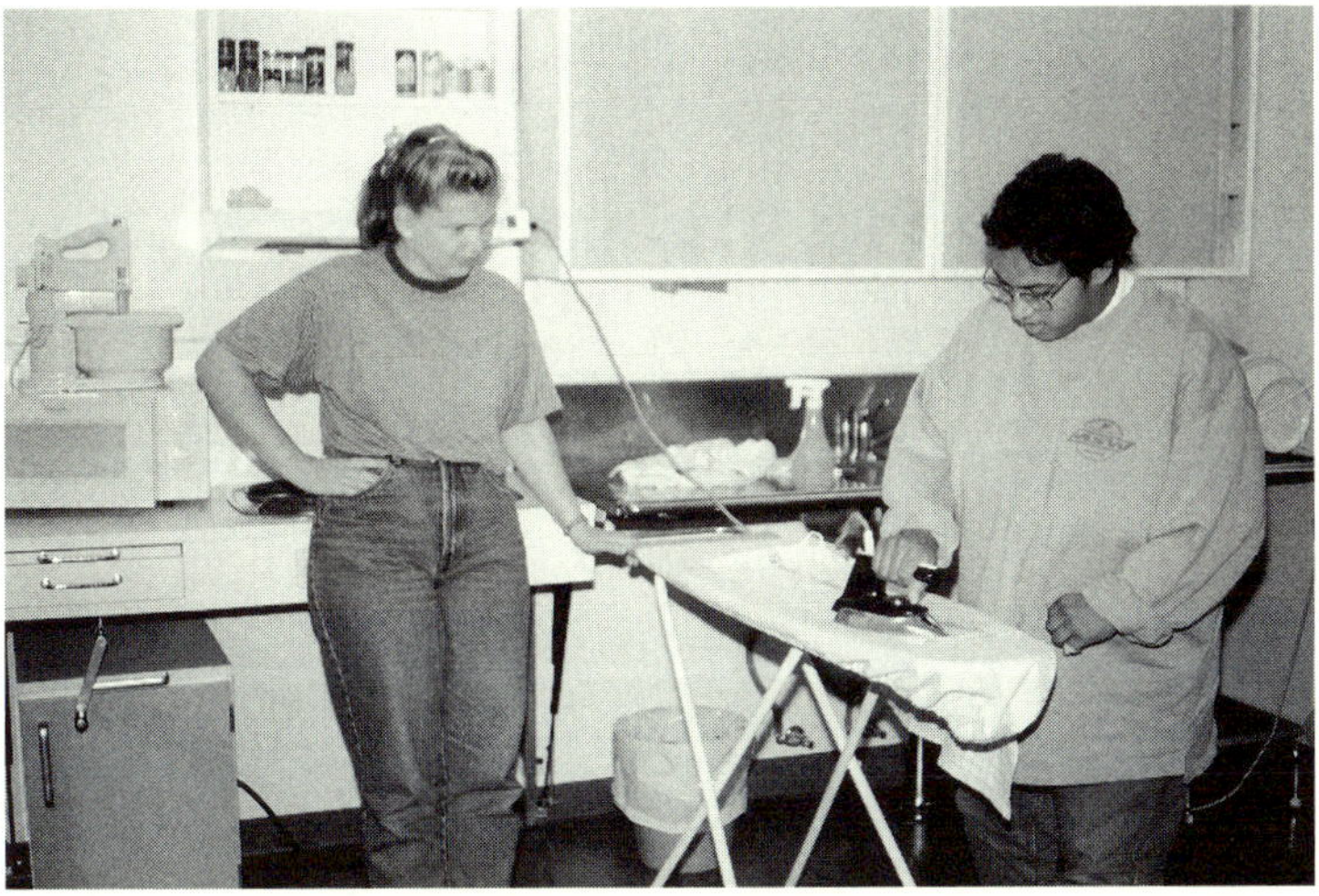
ＡＤＬ訓練

日本人の場合でいえば、何度も使用した漢字が急に思い出せなくて書けなかったり、思い出して確かに頭には浮ぶのだが書く字は別の字になったり、あるいは麻痺で手が動かないために書けなかったりと、たかが漢字一つ書けないという状態の裏側にもいろいろな理由があるということである。

靴の紐が結べない場合はどうするか、健康な手でどのようにしたらシャツが着られるか、あるいはどの自助器具を使用すれば簡単にボタンがかけられるかなど、患者とともに問題点を考え、その人に一番適した解決方法を見つけていくのがＡＤＬの訓練である。

思い出深い話として、私ともう一人の男性作業療法士ラースとＡＤＬ訓練のグループを始めたことがある。このときは、小学校高学年の男子たちに日常生活の作業訓練をするのが目的だった。しかし、幼いころから訓練、訓練と言われている子どもたちは、トレーニングと聞くとじんましんが出るほど当然のことながら飽き飽きしている。そんな疲れ切った子どもにADL訓練をしようと言うと、すぐさまブーイングの嵐となる。だから、いかにして彼らにADL訓練をさせるかが私たちの課題となった。それで、ラースと私は一策を講じ、グループの名前を「アメリカンチーム」と呼ぶことにした。私たちの魂胆は、アメリカのポピュラーなスポーツを試そうということと同時に、アメリカの料理も楽しむというものだった。そうすれば、彼らも訓練と思わず料理をつくるし（本当は訓練なのだが）、スポーツ着に着替えるときも洋服の着脱衣というふうに自然に訓練ができると考えたわけだ。うまい方法だと自画自賛したが、果して子どもたちはそれに乗ってくれるだろうか。

結局、招待状を出した子どもたち六人全員が集まってくれた。六人のうち四人は片側麻痺、一人は片腕がなく義手をはめており、もう一人は分娩麻痺でやはり片腕が自由に動かない。彼らを集めて、週一回一〇週の訓練計画を立てた。初顔合わせの初日は、トレーニングキッチンの部屋でバナナスピリッツをつくり、残り九回の計画をみんなの希望を聞きながら相談し、以下のように決めた。

第二回

・アメリカンバーガーをつくる。

・テレビでポピュラーなグラジアートル（アマチュアとプロの戦闘士が繰り広げるバトル）の闘いを体育館で試みる。

第三回

・アメリカンホットケーキをつくる。
・水中ポロ競技を試す。

第四回

・お弁当にツナサンドイッチをつくる。
・マルメ市内を流れる運河でカナディアンカヌーを漕ぐ。

第五回

・アメリカンピザをつくる。
・ハリウッドのアクション映画をビデオで鑑賞する。

第六回

・コカコーラを飲みながら、ボーリングをする。

第七回

・フルーツポンチをつくる。
・バスケットボールをする。

第八回

・ホットサンドをつくる。
・野球を試してみる。

第九回

・バーベキューをする。
・アメリカンフットボールを試す。

第十回

・過去の、一番楽しいものをリピートする。

結局、みんなの都合やアメリカンフットボールを教えてくれる人が来れなかったり、雨のために九回が七回に減ったりはしたが、大成功のうちに終わった。

アメリカンホットケーキは、アメリカ出身の理学療法士パトリシアが直々においしいレシピを教えてくれた。「せっかくのアメリカンだから英語を話そうよ」と言っても、口は固く閉ざされたままでギブアップ。小学校四年生から英語は会話を主体として習うのだが、パトリシアの呼び掛けにも恥ずかしがって、笑ったまま頑固になかなか話さない。しかし、言われていることは分かるのか、彼女の英語の指示に従って見事なホットケーキができ上がった。このレシピは今でも私の手元にあって、我が家のお気に入りホットケーキとなっている。

さて、体育館で室内靴に履き替えるとき、靴の紐が結べなくて困っている子どもがいた。片手だけで器用に結ぶ子どももいれば、結ばないで紐を靴の中に押し込んで履いてしまう子ども、動かない手で紐をサポートしながら結ぶ子どもなどまちまちだった。結びたくても結べない子どもの一人は、私たちの指導の下に自分で結べるようになったが、同じ片側麻痺でも程度の差があるため、もう一人の子どもはいつまでたっても結べなかった。

脳の障害位置によって可能な運動や作業が著しく違ってくるし、知覚障害をもち合わせていることもあるので、ほかの片側麻痺の人とは比較ができない。しかし、同じように片側麻痺の子どもをもつ親同士が親しくなると、よその子どもにできて自分の子どもはなぜ同じようにできないのかと私たちの指導に疑問をもつ親も現れるし、コンプレックスをもつ子どもも出てくる。脳障害の違いをたびたび説明しても、なかなか理解してもらえないのがときには哀しい。たぶん、頭では理解しているのだろうが、感情が先に出てしまうのであろう。

義手の子どもと分娩麻痺の子どもは、両方ともコソボ自治州の出身だった。二人は初めから意気統合して母国語を話していたが、私たちに分からないので、グループ活動している間はスウェーデン語を話すようにお願いした。片腕だけが不自由で元気いっぱいの彼らは、文化の違いからか、料理は女がやるものだと初めはエプロンをするのも敬遠していた。しかし、郷に入れば郷に従えとばかりに、初めは仕方なくだったのが、次第に面白そうに料理をするようになった。

オーソドックスな考え方を捨て切れないさまざまな国の移民人がスウェーデンという平等を賛歌する国に来ると、カルチャーショックでいろいろなゆがみが出てくる。こんな場合、一番苦労するのが、スウェーデンの学校へ通ってスウェーデンの常識や社会的価値観を身に付けながら、同時に家庭では母国の風習の価値観にぶつかる子どもたちなのである。「この国に住む以上は家庭での価値観を捨てよ」とは言えないが、スウェーデンという国の価値観にも慣れなければならない。

ジプシーの子どもや中近東の移民たちで、義務教育の学校に通っている年齢の女の子が、親の都合で結婚させられたりもする。それを嫌がって逃げる子どもと家族の間でトラブルが生じて、殺傷事件にまで発展することもある。自国の文化では当たり前の風習でも、スウェーデンでは禁止されている。子どもは文化と文化の板挟みとなり、移民の子どもとスウェーデン人の子どもとの間に摩擦が生じる場合もある。より一歩でも双方が歩み寄れるように互いの文化を知るべきで、国はそのために多大な努力をしている。

そういうような意味でも、ここで移民の障害児が料理の作業をすることには意味があると私は思う。将来、平等精神に長《た》けているスウェーデン人の女性と付き合っていくためには、男も家庭の仕事に加わっていかなければならないのだ。この「アメリカンチーム」が好評だったことは、今は年長の「ヤングチーム」に入っている子どもたちが、「ヨシコ、アメリカンチームはまた始まるのかい?」と、頭一つも二つも高くなっている上の方から見下ろして尋ねてくる顔で分かる。「あんたたちはもう卒業したでしょ!」と言うと、「ちぇっ!」と残念そうな返事が返ってくる。

私は今、新たなアメリカンチームをつくっており、メンバーにＡＤＬ訓練の試みをしている。

ヤングチームには、アメリカンチームとは別の活動がある。思春期の問題を自然な形で話せるように男女別のグループ活動をしているし、ときには互いを招待し合ってパーティを開き、男女の交流もしている。

ＡＤＬ訓練と一口に言っても、そのためのレシピはなく、いろいろな形の訓練を編み出していかざるを得ないことが分かるだろう。そのためにも、患者の症状や、どの部分が問題を引き起こしているかを事前に把握することが必要となる。そのために、私たちはＡＤＬ評価という日常生活一般の評価をするのと同時に、ＡＭＰＳ（Assesment of Motor and Process Skills）という、もう少し深く掘り下げた評価方法を使用している。これは患者に一つの課題、たとえばパンにバターを塗る、冷蔵庫からジュースを出して飲むとかフルーツサラダをつくるなど、簡単な日常作業をさせて観察評価するものだ。そうすれば、プロセスの計画性、判断、過程、知覚、協調性など、そのほかどの部分に問題点があるのか分かってくる。そして、それぞれに対処する方法を臨機応変に計画し訓練していくのだ。たとえば、感覚障害や言語障害などのある場合は、言葉でのインストラクションもすぐには飲み込めないだろうから、その場合には説明を簡潔にしたり、同じ言葉を繰り返したり、料理の手順などをシステム化するように訓練をする。これがいわゆるＡＤＬ訓練なのだが、家庭内だけに限らず、患者が仕事や学校へ行っている場合は患者をともなって職場や学校へ行き、そこでいかにすれば平常通りの作業がこなせるかを患者とともに考えて対処していくのである。

また、私が成人リハビリセンターにいたころ、脳内出血を起こした六〇歳代の男性を受け持ったことがある。彼は身体の麻痺は全然なく、自由に歩け、手も自由に使えるのだが、こと数字に関してはまったくと言ってよいほど障害が出ていた。電話番号はすべて忘れていたし、自宅の住所の番号すら言えないのだ。いわゆる、部分的な記憶障害で、ある数字を言おうとしても別の数字になったりして、数字が覚えられないのだ。しかし、自分が出血した日などは鮮明に覚えていて、私に何度も、自家用ボートを磨いていた春の天気のよい日の様子を教えてくれた。そして、これまで家庭の経済を切り盛りして銀行や郵便局との交渉を日課としていた彼は、その日を最後にすべて奥さんにゆだねなくてはならなくなった。銀行ローンや請求書といったものと無関係に過ごしていた奥さんは、今はその書類と毎日格闘している。

「もう計算なんて苦手だったのに、この人がこうなっちゃったからしょうがないわねえ。『手伝って！』とも言えなくて……。でも、お陰で私もこのごろはしっかりしてきたのよ」と、笑いながら話してくれた。その横で当人は、苦笑いをしながら頭をかいている。

私たちは、数字と暗記に焦点を合わせて計画し、トランプやビンゴゲームを楽しくやりながら、数字を見分けたり覚える訓練をした。ときには、一緒に郵便局へ出向いたり、スーパーへ買い物に行って代金の支払いのサポートをしたりして回復を待った。

このように、家族や職場のみんなの協力が必要不可欠となる。周りの人々の援助があってこそ、患者の日常生活が安定したものになるのだ。常に、双方のコミュニケーションを保っていかなければならない。スウェーデンでは、その点いろいろな障害者法によって社会的にバックアップされているので、個人にもかなりの権利があり、それ相当の援助を得られる仕組みとなっている。

住宅改造

このことについては、患者ネシュラの住宅改造の説明のときに少し触れたが（六一ページ参照）、ここではもう少し詳しく説明することにする。私たちは、作業療法士になるための教育を受けている間に、建築設計の基本をほんの少しだが勉強する。そのせいか、新聞によく挟まってくるアパートや一戸建ての間取りを見ていると、設計士でなくともおおよその家の様子が分かってくる。大学では障害者のために、それにもう少し手を加えた程度の建築設計の基本などを学ぶ。トイレは車椅子で入るためにはどの程度の空間が必要かとか、スロープを人力で上るには最低限どの程度の距離が必要かなど、実際に設計図を描きながら具体的なことを学ぶ。実際に私たちは、自分が障害者になったと仮定して自宅の改造案を設計図にしたことがある。やってみると、普段何ら意識していなかった部分が問題になったりして、新しい発見が多く結構面白い。

意外な面が分かるため、学生にとっては最高の勉強方法でもある実地体験も行う。車椅子に交替で座ってルンド市内を巡り、車椅子利用者にとって不便な点を徹底調査するのだ。そうでなくともスウェーデン人に比べて背の低い私は、いろいろな問題に今までも遭遇してきたが、車椅子というさらに低い目線で街を見ると、普段およびもつかなかったことが、目から鱗が落ちるように明らかになってきた。歩道などの段差はもちろん、走りにくい石畳や、ブティックの玄関先の階段の多さ、郵便局や銀行に設置されている番号札を取る機械の位置など、車椅子利用者にとっては非常に不便を感じる街の環境である。そのほかにも、旅行会社の窓口は立っている客を基準にしてつくられているので、車椅子の客はカウンター越しには見えないために窓口の係りの人が身を乗り出して交渉したり、デパートの障害者用トイレが狭く、車椅子を回転させることができなかったりなど、障害者に優しい街であるはずのスウェーデンでさえ多くの問題点を抱えていることが分かった。

マルメに、新しい近代的なガラス張りの図書館が一九九八年に完成した。デンマーク人で、世界的に有名な建築家であるヘンニング・ラーセン（Henning Larsen）氏の設計で、丸い曲線と、書物が日焼けして変色する危険な光をふんだんに取り入れた、大胆なガラス張りの図書館である。公園の緑に映えて、光と空間のある図書館は非常に美しいが、この図書館は近代的な建物にもかかわらず障害者が利用するには不備な点が多く、障害者協会からは喧々囂々《けんけんごうごう》なる批難を浴びた。トイレは、車椅子での使用が可能なゆとりのある広さだが、ドアが鉄製で重く、到底車椅子の人には開けることのできないものなのだ。また、表玄関の扉は二重になっていて、一つは自動開閉装置がついているがもう一つにはついていなかったりと、意外なところに落ち度があったのだ。これに対処するべく適切な処置がなされているが、まだまだ全面改善にはほど遠い。時間をかけてゆっくりと利用する高齢者や障害者にとって、この新しい図書館は大問題となった。ルンドではこのような事態を防ぐために、現在、都市計画に基づく再開発や新しいサービスセンターや住居を建てるときには、計画設計段階で作業療法士が加わることになっている。また、ルンド大学の工学部では、交通環境を高齢者や障害者に合わせるために、作業療法士が主体となってプロジェクトを組み、利用状況などを調査している。バスの停留所の時間表をどのようにすれば見やすくできるか、手を挙げればバス停でなくても停まってくれたり、目的地までいかにスムーズに出掛けられるかなど、利用者の実地状況を調べて改善している。一例を挙げれば、朝夕の必要な時間帯だけミニバスを走らせるなど、利用者を対象にしていろいろな実験をしている。その結果を一般化するにはまだ早いかもしれないが、今後の発展に期待したい。マルメではすでに、車椅子や乳母車の乗り降りがしやすいように昇降口を低くしたバスが走っている。利用者にとっては、非常に乗りやすいバスである。

このような社会的環境の整備だけではなく、前述したように、作業療法士は学校や職場や家庭の環境整備もする。このため、患者の日常作業をじっくり観察し分析する必要がある。最近では、コンピューターの導入で増えたマウス痛など、ワーキング用の椅子だけではなく、デスクの高さによるアームサポートの取り付け方など、細かいところに至るまでチェックしている。そのほか、手を休めるために仕事の時間割りを修正したりと、一日を広い視野の下に見るのだ。日課を変更するには必ず職場のサポートが必要になるのだが、どこでもかなりスムーズに変更に応じてくれるところが、さすがスウェーデンだ。

　スウェーデンの学校では、学習環境の改善を教室内だけにとどまらないで、食堂や木工室、トイレ、絵画室など、校内すべての場所をチェックして、障害児が学校生活を快適に過ごせるように工夫している。段差がある所にはスロープを造ったり、手摺りをつけたり、ときにはエレベーターをつけたりする。とにかくスウェーデンでは、環境改善のために学校側の協力が得られ、それがどんどん推進され、また作業療法士もさまざまな問題点の解決のために助言を与え、努力をしているのだ。

余暇活動（レクリエーション）

　障害者自身が充実した余暇活動を見いだすことは非常に難しいし、またかなりの苦労をともなう。移動を可能にしたり、食事を摂取したり、身体を清潔に保つための衛生面を充足させることは、これまでもそれぞれの担当者がやってきたことだし、その方法もかなり充実してきている。それに、障害児にもっとも適した学校を探したり、学習環境を改善したりするのも、近年学校側の理解度も深まってきたので難なくできるようになってきた。しかし、障害者自身やその家族は、とてもじゃないけれど障害者の余暇活動までは手が回らないと言う。そこで、ハビリテーリングセンターでは、人間が生存する上で肉体的な生存処理だけを基本的にこなしていくのではなく、一人の人間としての生存価値を高めるために、精神的な面でも充足できるように努力している。

人間は元来、環境から何らかの刺激を受け、何らかの作業をして生きていくようになっている。その刺激や作業の中に喜びを見いだせるか否かで、生存していく価値観もずいぶん変わっていくと思われる。放っておけば寝たきりの、何の刺激もない忘れ去られる障害者がいかに多いことだろうか。

ハビリテーリングセンターでは、この余暇の部分に焦点を当てて、一九九三年からその活動に力を入れてきた。余暇活動のリーダー的存在である「余暇コンサルタント」と呼ばれるステーファンを筆頭に（彼はスコーネ地方全体の指導者となった）、自らも脊髄麻痺の障害者であるリーナ、それから特別教育教員でもあるアンソフィーという三人のコンサルタントの下に、いろいろなグループ活動が繰り広げられてきた。彼らの役目は、このハビリテーリングセンター内だけの活動を中心にしているのではなく、障害者が社会に出ていくための準備期間、および準備運動としての意味をそれぞれに認識させることにある。

たとえば、私は余暇コンサルタントが紹介してくれた音楽学校の教師とともに、障害児の希望者を募ってシンセサイザー（エレクトーン）演奏に取り組んでいたことがある。三人の障害児は、脳性麻痺、脊髄麻痺、知的障害の子どもであった。三つのシンセサイザーをおぼつかない指で弾くのは難しいが、週一回のこの時間を子どもたちは楽しみにして通ってきていた。この中の脳性麻痺の子どもは、自宅にピアノを買い、今もプライベートでピアノを習っている。つまり、ハビリテーリングセンターで見つけた喜びが持続しているということである。

また、手の機能訓練をするために導入したピアノを、知的運動障害児のサンナは一一歳で弾き始め、四年後の今も続けている。趣味程度のピアノの知識しかもたない私が初めてサンナに教えようとした『Twinkle, Twinkle, Little Star（キラキラ星）』は、彼女が弾こうとすればするほどメロディーにならず、果たして本当に私の力で教えられるのだろうかと考えさせられるほどのひどい出来映えで、最初、私は頭を抱えてしまった。

彼女にはいわゆる「アプラキシィ」という知覚障害があり、一つのことをやり遂げるのに計画的に物事を進めることができないのだ。すべての運動は可能であるし、手の指の機能も普通に動くのだが、知覚感覚が狂っているので『キラキラ星』も不本意な結果になってしまう。そのほかにたとえば、ケーキを焼くときに分量や計量カップを使用することは分かっているのだが、計り方が実に雑で、何度教えても目を放しているすきに山盛りに入れたり、混ぜたケーキの生地を型に移すときには乱雑でポタポタこぼしたりと、小さな型へ入れる分量が目で見て計れないし、器の傾け加減でケーキの生地がどの程度のスピードで流れるのかも知覚できないために溢れてしまうといった具合だ。

あるときサンナの父親から、「放課後、娘は何もしてないから、せめてゲームでも遊べるようにパソコンを買い与えたい」と、相談をもちかけられた。それで、パソコンが使えるかどうかを調査したのだが、どうしてもだめだった。一つのキーを押す指は震えて何度も押したり、そのたびに画面が変わってその修正に時間をとられたり、マウスでクリックしなければならないところが指先の力の配分ができないために上手くいかなかった。父親が、サンナが一人で遊べるようにとパソコンを買っても、結局はサンナにつきっきりで助けなければならない。それでは、高額の玩具が何の役にも立たないことになる。

本人に何をしたいかと尋ねると、歌を歌うのが好きだからピアノを弾きたいと言う。それではと、早速ピアノで前述した『キラキラ星』を弾かしたのだが、指は同じ鍵盤の上で引きつけを起こしたように震え、〝ドドソソララソー〟と奏でるところが〝ドドドードドソッソソーラララッラッラソソーッソ〟と、メチャクチャなリズムになってしまった。それでも音階をとれるならいいが、もちろん違うキーまで弾くので、とてもピアノを弾いているとは言えない状態だった。しかし、私が鍵盤の上を指差す後を彼女は熱心に弾いていくので、諦めずにそのまま私たちは続けることにしたのだ。

彼女の音感はしっかりしていて、はやりの曲はよく知っていた。メロディだけなら何とか私も弾けたので、私たちはともすれば、音程のはずれている流行歌をピアノの練習の合間に歌いながら楽しく続けることができた。ときにサンナは、私が間違って弾くのを見つけては、「ヨシコー！　間違えたぁ」と笑って指摘した。間違いを正してくれる彼女に私もつい嬉しくなり、それまで以上に練習に熱が入った。

その彼女が、夏休み開け、興奮したように私のもとを訪れて『キラキラ星』を披露してくれたのだ。ときどきはつっかえたり、二度弾きになったりはしていたが、ちゃんとメロディになって

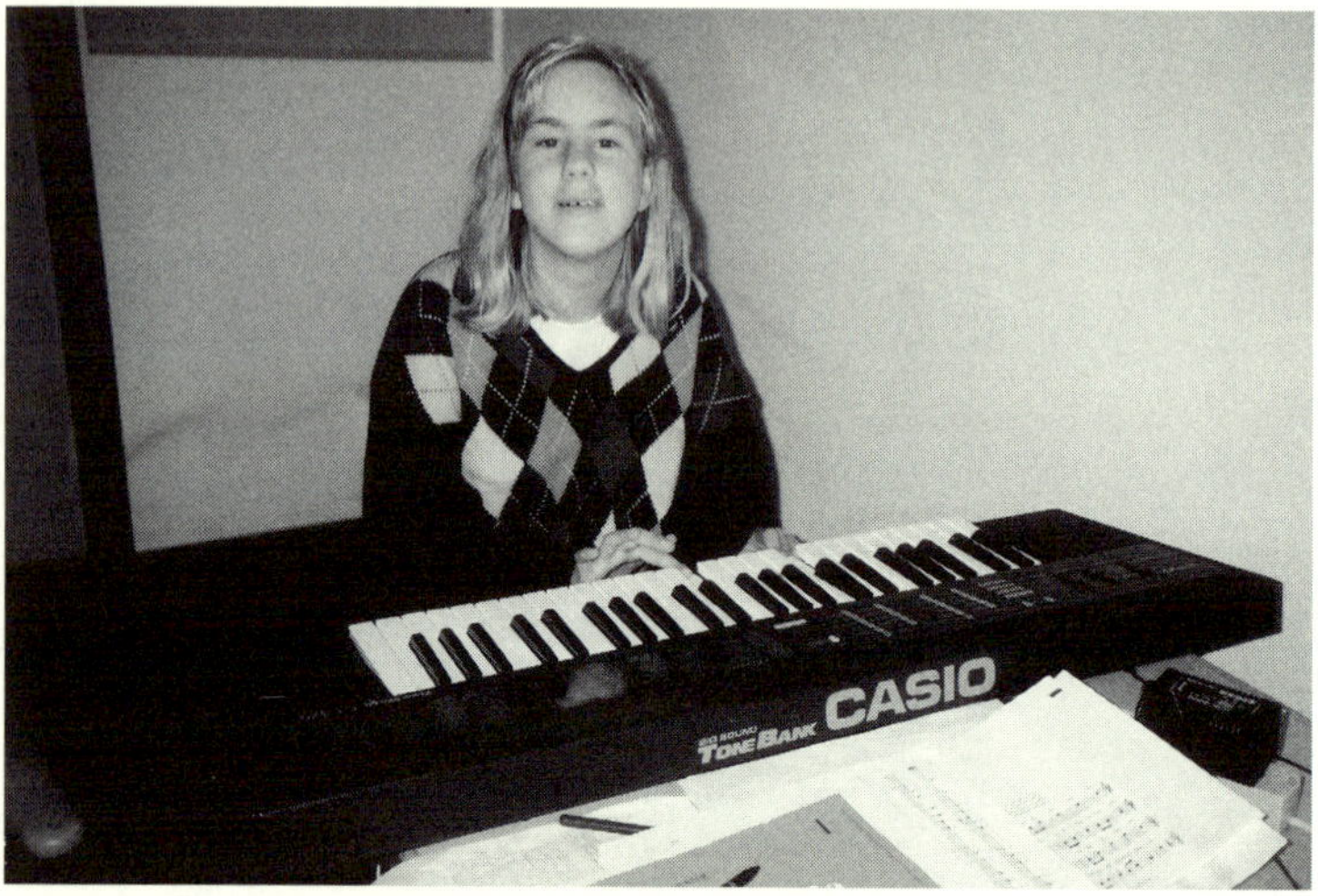

ピアノの練習をしているサンナ

いる。ほとんどお手上げ状態で諦めていたのに、メロディが浮かんでくるではないか。サンナも嬉しそうに、しかも自信満々の笑みを浮かべて「ほらね、弾けるでしょ」と言ったとき、深く感動したのを覚えている。あれからいろいろなメロディを彼女はマスターし、テレビのメロドラマのテーマソングを自分で弾き出したりと、驚異の進歩を私に見せてくれた。

　やればできるんだという言葉が、現実的な実際の言葉としてとらえることができた。その後、余暇コンサルタントの紹介で、彼女もプライベートで本格的にピアノを習っている。その進歩の度合いは、ピアニストという人からは天と地ほども離れているが、彼女は自室でピアノを前にし、テレビやラジオから流れてくる曲を聴けば、人の手を借りることなく自分なりにその曲を弾いている。最初の、父親の願いが達成できたのである。

今でも、ときおりハビリテーリングセンターのヤングチームに顔を見せるサンナは、私を見つけると、新しい曲を聴かせたいと目を輝かせて話す。これから先、彼女には音楽の仲間が増えていくに違いない。

そのほかにも、ピアノはリュウマチの子どもたちが手の機能訓練をするのにも非常によいので、作業療法の中に取り入れている。正規のピアノ訓練ではなく、楽しんでもらうために弾く『猫踏んじゃった』などの、簡単な遊びとしてのピアノ訓練である。

音楽家は、知的障害者への訓練に積極的に音楽を取り入れている。近くにあるデイセンター（この場合、成人障害者が簡単な仕事をする作業所）では、成人の知的障害者がロックバンドをつくっている。そこでは、音楽活動などに熱心で、コーラスグループもあれば演劇グループもある。私が訪れたときには、月一回の歌う会があって、ピアノの伴奏でナツメロを披露していた。スウェーデン版カラオケ大会である。恥ずかしそうに嫌がっていた人も、みんなが囃し立てる声につられて前に進み出て堂々と歌っていた。そして、拍手をもらっては頬を紅く紅潮させていた。また、英語の歌を難なく歌いこなす人もいた。ある年長の人は、マイクを片手に指導者が止めるまで悦に入って歌っていた。聞いている間も、自分の番が回ってくるまで興奮したり緊張したりしている。そこには、音をはずしても恥ずかしがらないで最後まで歌い切る姿があったし、聞く方も心底楽しんでいた。そのほほえましい光景の中に、一つの和を見いだすのは容易であった。

ロックバンドのダウン症のドラムの人が、私につくり立ての名刺を差し出した。誰に教わったのか、「私はこういう者です！」と、かしこまって厳かに差し出した。それには、「ドラマー」と印刷されてあった。指導している音楽家の人が話してくれたが、ドラムはバンドの要《かなめ》で、リズム感がよくないとたたけないが、その点彼は非常に優れていると誉めていた。彼らの演奏は、自信があるだけに素晴らしく、充分私を魅了し、感動を与えてくれた。

演劇もプロに負けないもので、地方まで公演に出掛けたり、メディアでも何度も取り上げられたりしている。本人の意志を尊重した、好きなことはやれる、不可能はない、何か自分にあった趣味をもつ、といったことの意義があらゆるところに見られて本当に嬉しい。

自宅近くの普通学校を望み、そこに通っている子どもたちは、統合教育という利点をもつ反面、健常児の中で、ときに障害者がゆえに孤立することもある。そこで、このハビリテーリングセンターのグループ活動に参加すれば、同じように障害をもつ仲間に会うことができる。ともに、何かをつくり出し達成する。その過程の中で子どものアイデンティティが少しずつ形成され、協調性も培われていくのだ。

学校では、機能障害のために何をしても遅く、健常児にいつもおいていかれて最後になる哀しさが、センターではみんなと同じように時間をかけて仕上げられるし、あるいは自分が優位に立つ機会もあるかもしれない。そうなると、自信をもつことにもなる。学校では友達ができなくてもここでは友達ができるというふうに、障害児の自己形成にセンターは多大な貢献をしている。

今までに行われたグループ活動を挙げてみると、シンセサイザー（ピアノ）、水泳、陶芸、絵画、造形、ロールプレイ（いろいろな役割を演じることで互いの立場などを理解、体験し、表現力を養う）、サッカー、室内ホッケー、料理、車椅子グループ（車椅子の運転テクニックの練習）、演劇などである。

毎年四月には、余暇コンサルタントを中心につくった夏休みの計画表が、ハビリテーリングセンターに登録されている子どもたちに配られる。また、特別教育学校や障害者連盟などにも同じく配布される。それには、サマーキャンプ、ワイルドキャンプ、家族キャンプ、スキューバダイビング、水上スキー、マルメ市探検、カヌーとキャンプ、魚釣り、ヨットなど、さまざまな活動が提案されている。子どもたちやその家族は、それぞれ興味あるものに参加することができる。費用は公共のサマーキャンプの半額ぐらいで、キャンプリーダーとして、私たちスタッフが規定人数以上参加することになっている。私もかつてワイルドキャンプに参加したので、それをここで少し紹介する。

学校が夏休み（六月第二週から八月の第二週目まで）に入ったばかりの六月半ば、私たちはワイルドキャンプを目指して出発した。障害児九人にスタッフが八人。重度の障害児はいなかったが、片側麻痺の子ども一人と、四人の注意欠陥障害（六八ページ参照）のある子ども、さらに知的障害児三人に遺伝性神経症の子どもが一人というメンバーのキャンプだった。キャンプに行く前の準備期間に家族との説明会を開いて、ワイルドキャンプを専門に主催している指導者のヨーランを招いた。どこでどのような野外生活をするかとか、その必需品とかの注意事項を聞き、受け持ちの子どもを決めたり、初めて会う子どもたちと親しくなる機会をつくったりした。

当日私たちは、私と特別教育教員のヤードが運転する二台のマイクロバスで出発した。夏だというのにまだ肌寒く、上着が脱げない。たくさんの荷物を積み上げて、それぞれが家族との別れに抱擁の挨拶をしてキャンプ場へと向かった。スコーネ地方は平坦な土壌で山がない。しかし、マルメやルンドを越えると、のどかな田園風景が広がる緩やかな丘陵がある。真っ黄色の色が鮮やかな菜の花が一面に咲き、その周りを真っ赤なケシの花が咲いている。その合間に青い矢車草が顔を出して、原色の花の美しさに圧倒される。

目指す所は、二時間もかからないスコーネ動物園。この動物園は普通の動物園と異なり、北欧に住む動物（トナカイ、大トナカイ、バイソン牛、鹿、山猫、アライグマ、狼、クマ、オットセイ、ミンク、ヤギ、ウサギ、コウノトリ、狐、狸）だけを集めて、広大な自然の中で飼育している所だ。

そのはずれの森の中に、ラップ人（北欧の北部に住む民族）がトナカイを追って暮らすときに使用する「コータ」という大きなテントが張ってあった。アメリカインディアンを思わせるテントで、外からだと一見小さく見えるが、中に入れば意外と広く、三〇人ぐらいがそこに寝起きできるということだ。実際に使用したことのあるヨーランが説明してくれた。

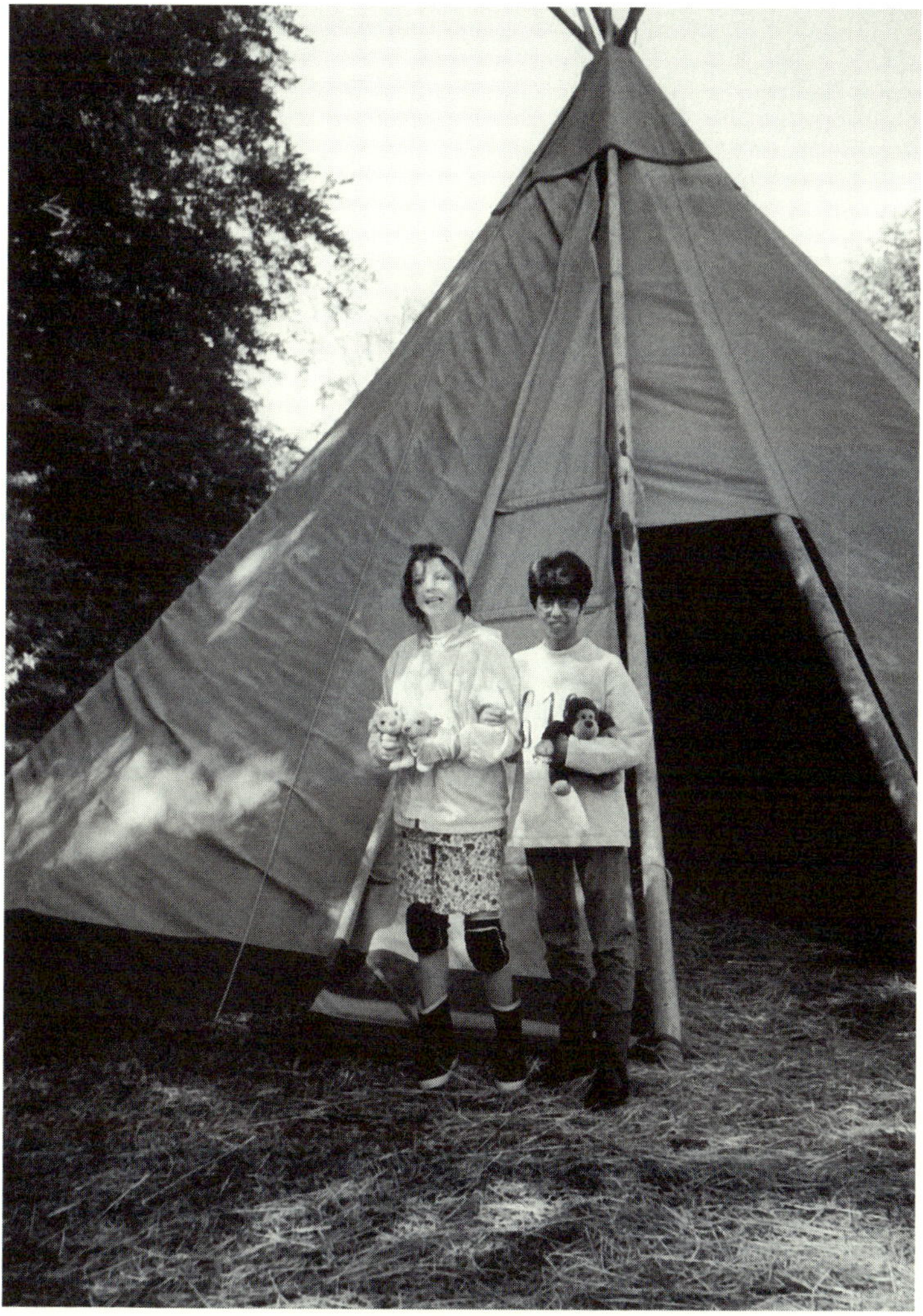

コータの前で、ワイルドキャンプにて

ここで、屋外の生活を楽しもうというわけだ。二泊三日のキャンプは、ヨーランの指導の下に過ごす。用意された野生の鴨を呼ぶ「ガァガァー」となる笛を彼が吹くと「集まれ」のサインで、どこにいても即刻集まる約束をする。つまり我々は、ヨーランを親とするカルガモ群なのだ。子どもたちは、珍しい掛け声に目を輝かせている。注意欠陥障害の子どもの中には、常に脱出を試みる子どももいるので、野外生活を楽しむと同時にその子から目を離すことができない。

私は、インドからスウェーデンに赤ちゃんのときから里子に来ている一三歳になる片側麻痺の少年と、一四歳の知的障害の女の子を特別教育教員のヤードとともに受け持った。

テントの中は藁がぎっしり敷かれていて、地面からの冷気を防げるようになっている。真ん中は焚き火ができるようになっていて、煙が出る天井の穴からは空や木の枝が見える。そこから五メートルばかり離れた所に、二人用の小さな青いテントが張ってあった。ここには、藁に反応するアレルギー体質の子ども二人と、スタッフ一人が寝ることに決まっていた。

早速、外での食事づくりを開始する。火をおこす者、薪を用意する者、ジャガイモの皮をむく者、ニンジン、ネギ、ソーセージを切る者、それぞれがヨーランの指導の下に作業に専念する。料理の匂いに引き寄せられたのか、高い木の枝の上をリスがピョンピョンと飛んでいくのが見えて、子どもたちは大喜びしている。近くの囲いの向こうには大きな湖が見えて、ヨーランの話ではカヌーにも乗る予定。

気温はまだ二〇度にも満たなくて、昼だというのに寒くて上着が離せない。スウェーデンの夏

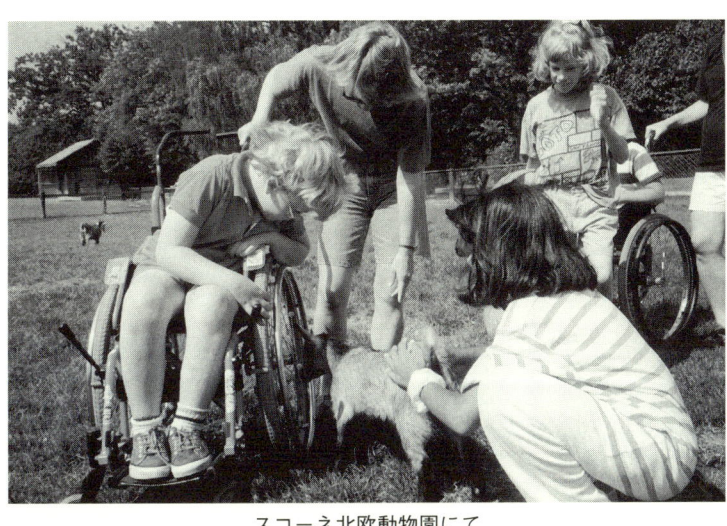

スコーネ北欧動物園にて

は必ずしも暑いとは限らないので、暑さの好きな私には寂しい。でもその分、野外の蚊には悩まされずにすむ。丸太でつくられたテーブルとベンチに腰掛けて、みんなで食事を始めた。ソーセージ、ジャガイモ、長ネギ、ニンジンに、塩コショウとサワークリームをアルミホイルに包んでグリルしただけのものである。それが、あまりの美味しさでほっぺたが文字通り落ちそうになる。一人一つのところを、みんなお代わりした。アウトドアを楽しむ醍醐味がここにある。

その後、みんなで動物園の中を散歩した。広大な自然の中で足が痛くなるほどの距離であるが、子どもたちは元気に駆け回る。身体的障害のある子どもは今回一人だけで、あとは活発な子どもばかりなので運動範囲も自然と広がる。触ってもいい小動物の囲いの所では、生まれて数日しかたっていないような小さなヤギや豚やウサギがいる中で、子どもたちがはいずり回って遊んでいる。ウサギになった気分で、横穴の狭いトンネルを幾つかくぐるといろいろな出口に出ていくというような場所もある。オットセイに餌をやる時間になると全員で見学しに行ったが、あとはそれぞれリーダーとともに行動した。

余談になるが、北極に生存する灰色オットセイは、意外にも身近な所にまで来ることがある。マルメのビーチにも、ある年の夏、一匹のオットセイが迷い込んできて市民を楽しませたことがあった。そのときの新聞やニュースでは、毎日のようにオットセイに関する報道があり、餌をやったり触ったりしないように警告していた。私も野次馬根性で見に行ったが、みんなに取り巻かれても逃げるでもなく、オットセイはただ静かに寝そべっていた。病気ではないかと心配する人たちをよそ目に、三週間もたつとオットセイは突然いなくなってしまった。

オットセイのほかには、狐や大トナカイを見たことがある。背丈の高さは馬以上で、その大きさに圧倒される。野生の大トナカイは深い森の中におり、スモーランドにある友人のサマーハウスに行ったりすると、庭先まで近づいてきたことがあって度肝を抜かれた。馬よりも大きいこの大トナカイが高速道路を横切るときに車にぶつかったりすると、車の方も相当のダメージを受けることになるので危険だ。だから道路脇には、野生動物の移動場所に大トナカイのシンボルマークがついた道路標識が立ててあって、スピードを落とすように注意を促している。

子どもたちは、前にもここを何度が訪れて勝手を知っているのか、今度はクマを見に行こうとか言って走る。ちょうどそのころ、ヨーランの「ガァーガァー」という鴨の鳴き笛が遠くから響いてきた。カルガモの気分で、慌てて音のする方向へ向かう。

初めて寝るコータの中も意外と暖かく、零下二〇度くらいの雪の中でも過ごすことのできるラップ人の気持ちが、少しだが分かったような気がする。それぞれ、寝袋の中にミノムシのようにくるまって寝ている。外はシンとしていて、ときおり野生動物の鳴き声がする。私はと言えば、みんなの寝息を聞きながらも緊張して眠れなかった。

二泊三日のキャンプは、森と湖に囲まれて、ワイルドというよりは自然の美しさを満喫する日々だった。冷たい水に平気で飛び込んでいった子どもや、怖がって嫌だと言う子どもたちもほかの子どもたちに触発されて最後には水に入ったり、カヌーに乗ると溺れるのではないかと思っている知的障害の子どもを、何度もあやしたりすかしたりしてトライさせた。無事溺れずに帰ってくると、もう一度乗ると言ってみんなを笑わせた。

対岸の湖畔が見えるさほど広くないこの湖に、カヌーが幾つも浮んだ。私はカヌーを連なって漕ぎながら、こんな自然の中でたとえひと時とはいえ過ごせる子どもたちは何と幸せなんだろうと考えた。障害を障害と感じないでいられる瞬間、大地が優しく子どもたちを包み隠してくれる広い空間、思わずこんな幸せが世界中の障害者の人々に与えられるように、と祈らずにはいられない。

このほかにも、林の中にある自然の木々を組み立てたアスレチックにみんなが挑んだ。「自分は絶対できない」と、頑固に言い張る片側麻痺の子どもにもトライするようにすすめる。かつて「サマーランド」（自然をふんだんに取り入れた遊園地）へ行ったときに同じようなアスレチックがあって、それができなかったためにクラスの子に笑われたらしく、絶対にしないとその子は言う。誰も笑う者はいないし、今訓練しておけばほかの所でもできるようになるよ、と説得して、高い場所にその子と一緒に上り自信をつけさせようとした。一瞬、足を踏み外しそうになって慌てたが、無事に上れてその子も満足。

こんなふうにして、三日間はアッという間にすぎた。何事も起こらなかったかといえば、もちろんそうではない。

受け持ちの女の子が（女の子といっても身長は一八〇センチもあり、横の方もしっかりとある）、スリーピングバッグの中で明け方泣いていた。そっと尋ねると、お寝しょをして泣いていたのだ。ほかの子どもに悟られないようにヤードを起こして、少し離れたトイレまで連れていく。彼女は恥ずかしそうに頬を赤らめて、顔を伏せている。気立ての優しい子で、巨体を消え入りそうに縮めているところが何とも可愛い。狭いトイレに三人で入って処理して出てくると、気持ちがすっきりしたのか胸を張っており、その巨体がますます大きくなる。喜怒哀楽の感情が素直に出るその表情がすがすがしく、一段とほほえましい。生理が始まった彼女に、衛生管理の指導とバスルームの改造をしたのはキャンプから帰ったすぐ後である。

脱走癖のある男の子が、食事の前に突然いなくなったこともあった。リーダーが食事の準備をしている間のほんの数分の出来事である。呼んでも叫んでも現れない。みんなで手分けをして、動物園の中を捜し歩いた。幸運にも、湖は囲いの外で対象外であった。パニックに陥りかけた半時間もたったころ、林の中の灌木の茂みで笑い声を聞いた。その子はずっとそこに座って、私たちが捜している様子を見ていたのだ。私たちは、一計を案じて知らないふりをした。

「しょうがない、見つからないから食事にしよう！」、「デザートは、アイスクリームだ！」

みんなに向かって大きな声を出してそう言うと、そこから引き揚げた。心配そうな顔が、灌木の間から覗いていた。みんなが食事用の丸太の椅子に座ったときには、すぐそばにバツの悪そうな顔をして立っていた。

そのほか、プラスチック製のコップを持ってくるように言っておいたにもかかわらずガラス製のコップを持ってきた子どもが、ふざけていて割ってしまい指を切った。なかなか血が止らないので、急きょ係りの者が近くの診療所まで車で運んだりと、小さな事件はたくさんあり、たったの三日間だけなのに、我が家に着いたときにはグッタリで、ベッドに倒れるや否や爆睡したのを覚えている。

キャンプの一ヵ月後には、もう一度家族とともに集まって報告会を設けた。スライドの公開をしたのだが、それぞれの満足そうな笑顔を見ることができ、疲労困憊であった職員も救われた気持ちになった。きっと、それぞれよい思い出になったことだろう。

キャンプ以外には、水上スキーにもついていった。マルメの港にある入り江で水上スキーを楽しむのだが、私はカメラマン役でボートに一緒に乗り込み、次から次へと子どもたちをスキーに乗せていく様子を撮影した。水上スキーといっても、スノーボードに取っ手を付けたような簡単なもので、立って滑るのではなく座ったままで滑れる障害者向けの水上スキーなのだ。手の力がないため自分で支えられない人は大きなゴムボートのような中に座り、それをボートが引っ張る形で水上スキーをする。これだと、かなり重度の障害児でも滑れる。普段なかなか味わうことのできないスピード感覚を体験できる刺激的なスポーツなだけあって、何度も何度もトライしている子どももいる。

冬は雪山へ、一週間かけてスキーに出掛ける。残念ながら、子ども用のゲレンデしか滑れない私はつれていってもらえないから、後日ビデオや写真を見せてもらうだけなのだが、障害者用の座椅子式スキーが何種類もあって、それぞれ自分に適しているスキーで滑るのだそうだ。

一九九八年冬、岩手県で国際障害者大会があって、座って滑るスキー競技に、余暇コンサルタントのステーファンがスキーヤーとともに参加した。そのときにステーファンは、スウェーデンにおける障害者の余暇活動について講演をした。ところが、日本では余暇がほとんどない人ばかりで、余暇にレジャーを楽しもうとする考え方自体何のことか分かっていない人が多かったと、ステーファンをビックリさせたそうだ。日本のサラリーマンは、休みも返上して働く人が多いという。リストラの多い今、休みを取るなど考えられないのかもしれないが、働くことを美徳としている人たち、ちょっと足を休めて考えてみてはどうだろうか？　下の者は、上の者が休まない

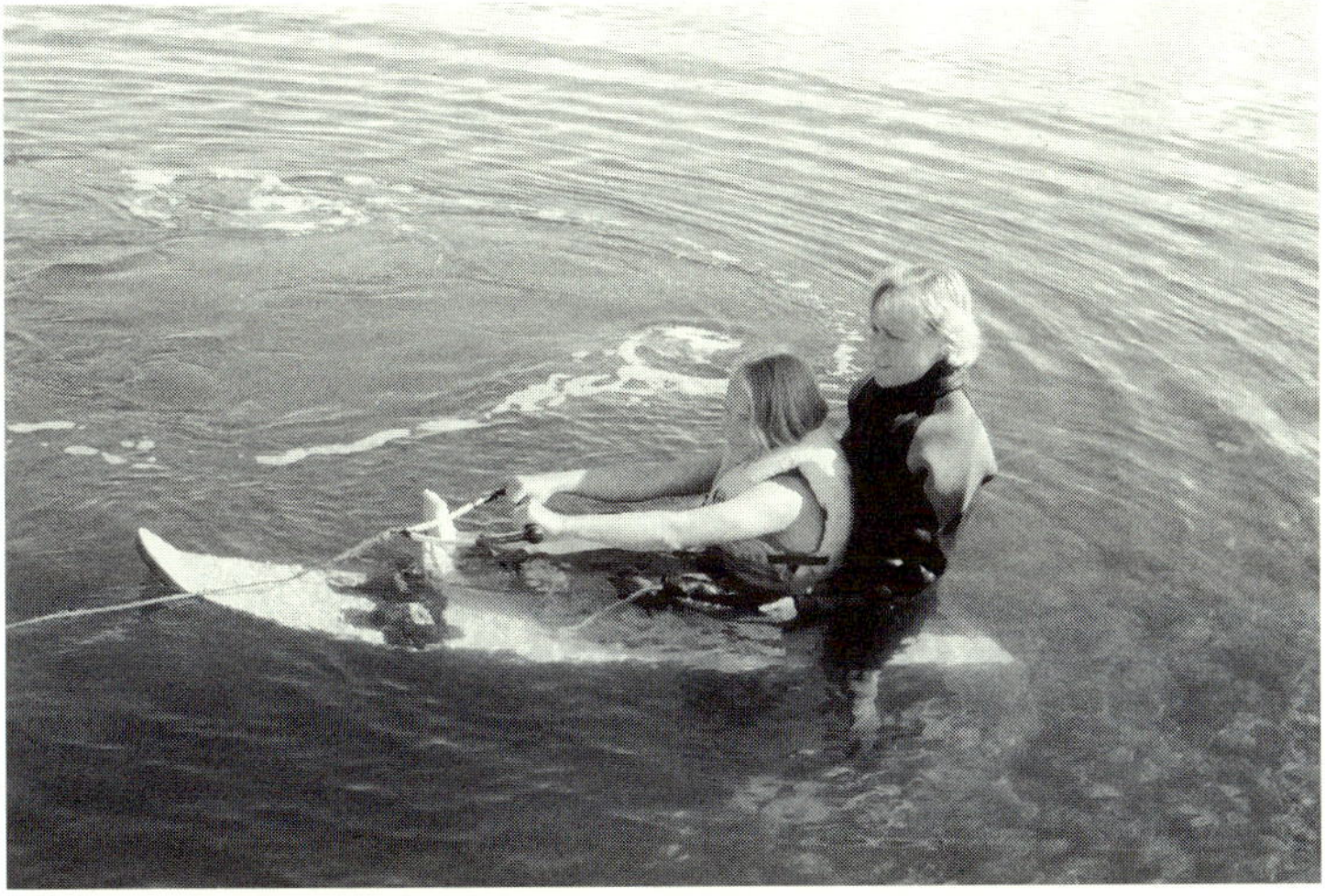

作業療法士のカリーナと共に水上スキーをする

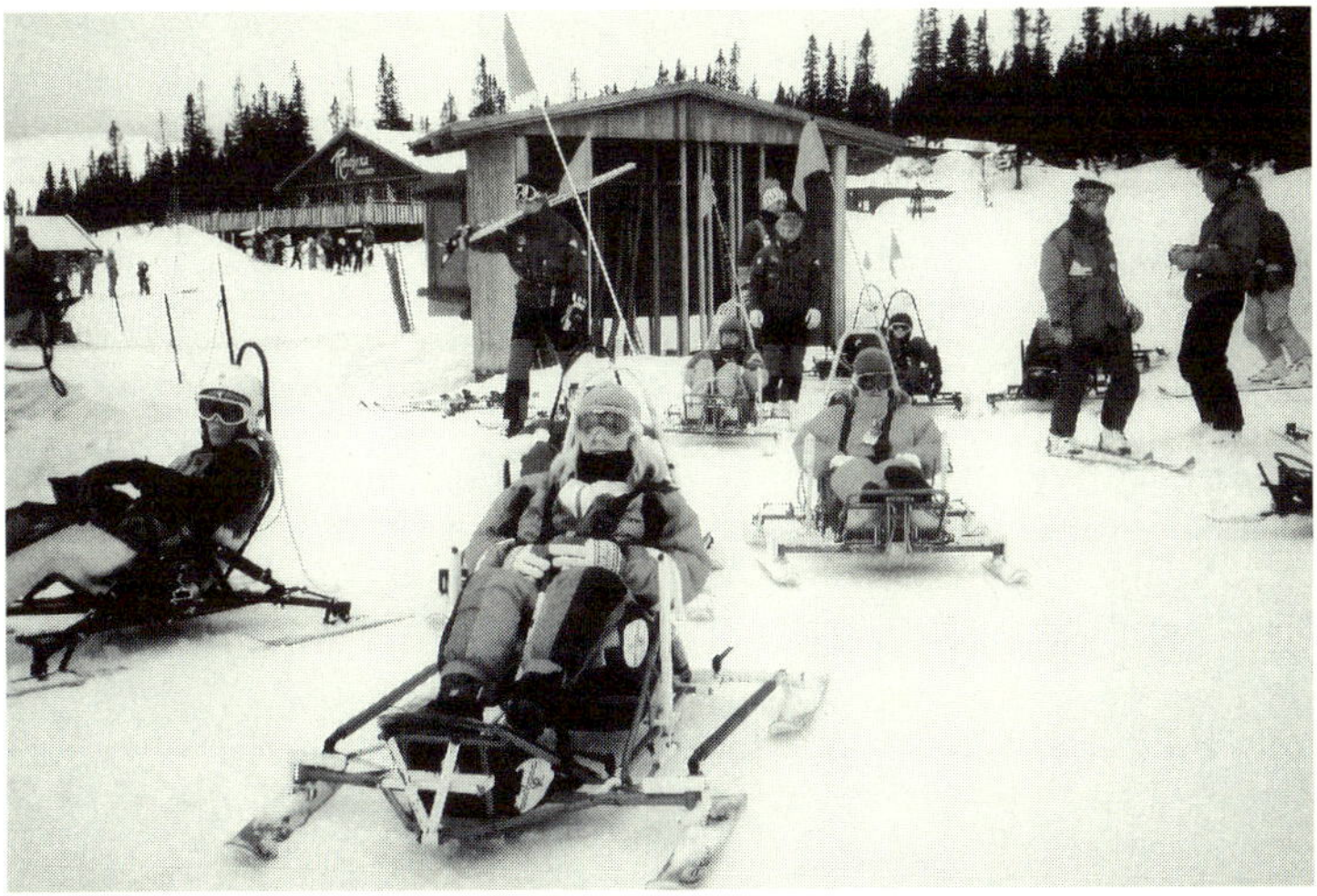

スキーキャンプ

限りなかなか休めないのだから。上の者から休暇をすすんでとって、余暇のあり方、楽しみ方を改めて考えてみてはどうだろうか？　もちろん、障害者のためにも。

そのほかに、ヤングチームが一週間ほどかけて海外旅行をすることもある。ポーランドの障害をもつ若者たちとは、ロータリークラブを通じての友好関係があり、かつてお互いに行き来して、その関係が現在も続いている。そのほかには、アフリカに近いカナリア諸島やロンドンなどにも遠征旅行に行っている。

これらの旅行は、障害をもつ若者たちがとかく受動的になるのを防ぐためのADL訓練の一環として、余暇コンサルタントや作業療法士、理学療法士など、有志のスタッフが付き添って行うものである。ただし、どこへ行きたいか、目的地が決まればそこへの手続きはどうするかなど、すべて障害者自身に計画・準備させることにしている。お金はいくらぐらいかかるのか、パスポートはどうすれば入手できるのかなど、旅行に行くための必要事項を障害者たちが自主的に考えて、マスターするための訓練ともなっている。ゆえにスタッフは、この場合は主に補佐役となる。こうすれば、本当に生きたADL訓練となる。

このヤンググループがロンドンへ旅行に行ったとき、車椅子の女の子が「マダムトゥソー」という蝋人形館で行方不明になってしまった。約束の場所と時間を決めて各自自由に館内を見学していたのだが、約束の時間になっても現れない。いくら待っても現れないし、出口の場所を間違えたのかもしれないとスタッフがあたりを手分けして捜したがいない。同行していたスタッフたちは、顔面蒼白となってしまったそうだ。

ロンドンという大都市では、スウェーデン人特有のブロンド娘が車椅子に乗ってキョロキョロしているからといって、誰かが心配して助けてくれるわけではない。かなりの時間捜しても見つからないので、スタッフは慌てて近くの交番に連絡し、電光掲示板などに尋ね人の案内を大きく出してもらった。警察官も一緒になって捜してもらったが、彼女は見つからなかった。事故にでも遭っていたらどうしよう、スタッフは生きた心地がしないでとりあえずホテルに帰ったところ、何とホテルのロビーで彼女がニコニコと笑って待っていたそうだ。

蝋人形館ではぐれた彼女は、取り残されたと思って、運よく覚えていたホテルの名前を通りすがりの男の人に尋ね、親切にもその人の車でホテルまで送ってもらったという。普段は消極的な彼女が……。今回の旅行も、ほかの人たちが積極的に活躍する中、一人傍観者を決め込んで何一つ自分からしようとしない彼女が、まさか英語を話してホテルまで帰ってくるとは誰も思わなかったのである。

考えてみれば、自分の力だけで目的の場所にたどり着いたという彼女の行為は、この旅行の目的が達成されたとして喜ぶべきことではあるが、外国の大都市の真ん中で責任重大なスタッフの気持ちを考えると、その心労いかばかりかと思う。彼女を車に乗せてくれた人が親切であったからこそ無事ホテルまでたどり着けたのだろうが、もしも……と考えると恐怖しか残らない。

なぜ、こうまでしていろいろな余暇活動に挑戦していくのか？　それは、たとえ障害をもっていても何にでもトライできる、またその可能性があるということを、子どもたちに経験を通して教えようとしているからだ。一人でも多くの障害児が自立して、生活していく上において自信をもって不可能などはないという精神を養うために、ハビリテーリングセンターはその基礎となる可能性を与えようとしている。そして、社会へ飛び出す障害児がハビリテーリングセンターをジャンプ台として、自らの力で自らの余暇活動を見つけていけることを私たちは願っているのだ。

グレーゾーンの子どもたち

先日、スウェーデンの全国ネットのニュースで、私の勤めているハビリテーリングセンターで行っている、グレーゾーンに属する子どもたちを救う新しい試みが紹介された。そして、それがきっかけとなって、当センターを筆頭に、全国の児童精神科やサッカークラブでその試みが始まった。

「グレーゾーン」（白でも黒でもない灰色ゾーン、要するに、健常児と障害児の境界線にいる子どもたち）と呼ばれている子どもたちは、学習能力や運動能力が遅れていて健常児についていけない子どもとか、微脳障害をもつ注意欠陥障害の子どもなど、いわゆる落ちこぼれや問題児、運動音痴、イジメにあう子、自虐的で攻撃的で社会性に乏しい子どもなどが含まれる。これらの子どもたちは、サッカーをしたくて地元のサッカークラブに参加しても（ちなみに、日本に必ずある学校でのクラブ活動はスウェーデンにはない。それぞれ、地域の公共や私立のクラブ活動に個人で参加する)、同等にプレイができなくて悲惨な結果を生むか、自信をなくしてしまうかのどちらかである。

だから、エリート養成を目的としているサッカークラブではこの子どもたちは敬遠され、意欲をなくしてスポーツをあきらめたり、そのうっぷんを別の所で物を壊したりすることによって晴らす傾向があって、我々の間でもよい解決策を模索中だった。そこへ、センターからの呼び掛けでブンケフロー(Bunkeflo)地域のサッカークラブが初めてこの子どもたちだけのグループをつくり、率先して彼らを受け入れてくれるようになった。

これまでは、微細脳損傷症候群をもつ児童の検査・調査・診断・治療は、ハビリテーリングセンターと精神科とが協力しながら、障害がもたらすトラブルの緩和に向けて最善を尽くしてきた。治療といっても、普通の医療だけではできない問題性をもつ異種障害だけに、ハビリテーリングセンターでは、感覚障害の顕著な部分を感覚統合訓練などで補い、それと同時に、家族に対する援助や、学校や地域の理解度を高める社会環境や、行政機関のネットワークを広げてきた。

そのほかハビリテーリングセンターでは、障害児もグレーゾーンの子どもも含めて、さまざまな医療訓練はもちろんだが、彼らがより充実した生活を営めるようにと余暇活動の訓練に重点をおいてきた。だから、前述したように、さまざまなスポーツや趣味の活動を積極的にセンターに取り入れてきたのである。トライする喜び、成功する喜び、仲間のできる喜び、アイデンティテ

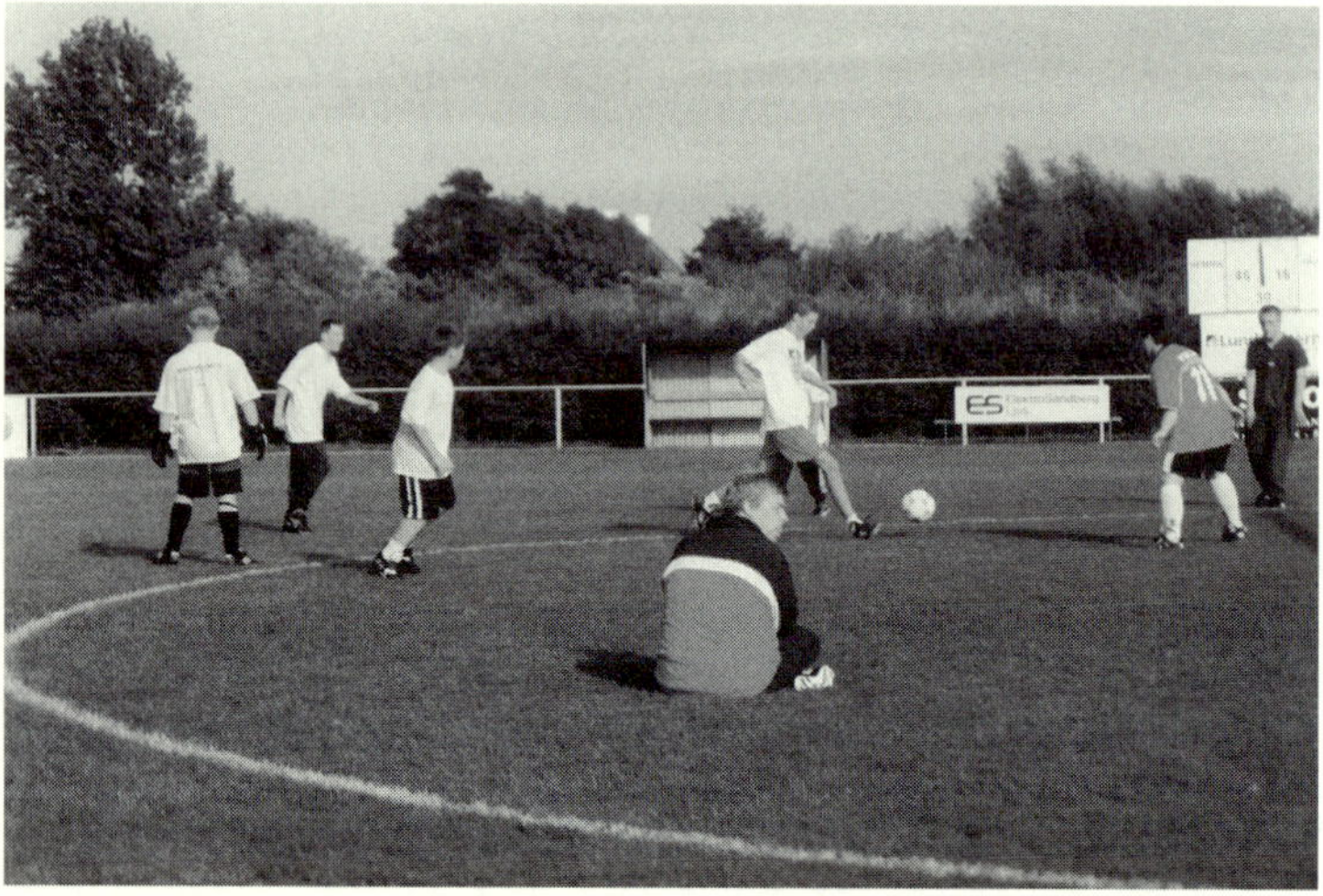

グレーゾーンの子どもたち、試合中も疲れると座ってしまう

ィの形成など、一つ一つ時間をかけて味わえるように努力してきた

今回は、このセンターからの呼び掛けにブンケフローサッカークラブがこたえてくれ、グレーゾーンの児童ばかりを集めたサッカークラブが発足したのだ。

「サッカーは面白い？」との質問に、子どもたちはほころぶような顔で「当たり前」だと答える。

「僕は、サッカーする前は、ゲームで負けたりしたら切れてしまって最高に怒ってたんだけど、今ではサッカーで負けてもあんまり怒らないよ。また、頑張ればいいし」

「サッカーの規則を覚えなくちゃいけないんだ、反則すると退場になるから」

と、子どもたちが嬉しそうにニュースで語っていた。

私が依頼を受けた子どもで、手の機能評価をすると、知覚感覚と身体にかける力の配分に支障があるという結果の出た子どもが、全身に力を込めてボールを追っている。体重を片足にかけてボールを蹴飛ばしている。足に当たるボールを身体のどの部分に力を入れたら前方に飛ぶか、左にパスするにはどうしたらよいか、また手を使ってどのようにしたら遠くへ投げられるかなど、言葉では指導できない動作を毎日の訓練の中で楽しくやっているのだ。

「以前は、何をしても睡眠が浅くて、すぐに目を覚ましてウロウロしたりして私たちを起こしていたのに、サッカーを始めてからは疲れるのか、今ではぐっすり眠るようになったわ。それに、いつも友達がいなくて独りぼっちだったのに、サッカーを通して友達ができたみたいで喜んで出掛けていくのよ」と、母親がホッとした表情で話している。

普通のサッカークラブのようにスマートに走れない子どもたち、蹴飛ばすとあらぬ方向へ飛んでいくボール。一流トレーナーでもあるステーファン（ブンケフローサッカークラブの指導者）は、彼らを根気よく教えている。

「前からこういう話はあったのだが、今回それが実現して非常に嬉しい。この子どもたちがサッカーにかけるエネルギーや意欲は、ほかのクラブのどの子にも負けていない。サッカーを通して規則や社会性を学び、勝敗を喜ぶ感情をコントロールできればいいと思う。本当にやりがいのある仕事です」

と、子どもたちを見る目も優しく、彼は熱心に語っていた。

試合をする喜びを分かちあうために、ハビリテーリングセンターとＨＩＳＯ（Handikappidrottens Samarbetsorganisation：障害者スポーツ協会）は地方にも呼び掛け、知的障害児や注意欠陥障害児を集めたチームが新しくつくられている。隣町にもチームができて、ブンケフローと初めての試合をした。「一八対六」という惨敗だったが、彼らは意気揚々と引き揚げてきた。負けても、自分たちの力はすべて出したという自負が見受けられる。今後、さらに全国的に広がるのではないかと大いに期待している。

ひょっとして、日本にもすでにそういうサッカーチームや野球チームがあるのだろうか。もしあれば、どのような活動をしているのかぜひとも聞きたいものだ（私がこの原稿を書いているときには、確認することができなかった）。

7 統合教育、ムンケッタン基礎学校

障害児をもつ親が常に念願としていることの一つに、我が子をもっとも適した普通学校へ入学させせたいというのがある。これを実現させようとして、ハビリテーリングセンターとムンケッタン(Munkhättan)基礎学校が提携して、一九七七年に統合教育(インテグレーション)を始めた。基礎学校とは、小学校、中学校をまとめた義務教育の学校である。それまでは、すべての障害児は地区の学校へ孤立しながらも通学していたり、肢体不自由児を集めた特別学校(一四七ページ参照)への通学や寄宿制の施設に頼っていた。

それで、画期的なこととしてムンケッタン基礎学校では、ハビリテーリングセンターの支部を学校の敷地内につくり、ハビリも同時に学校教育の中に組み入れた。しかし、普通教育についていける軽度障害児には何ら支障はなかったのだが、少しでも重複障害のある子どもは何らかの形で普通授業に遅れていき、次第に孤立してしまうことが分かった。そのためハビリテーリングセンターでは、ほかの人より時間を要する障害児のために特別学級を設立したのだ。この国ではどこでもそうだが、特別学級へ行くか普通学級へ行くかは、その個人と家族に最後の決定権がある。普通学級からの編入も、またその逆も、常にその子どもの意志と能力と周りのサポーターによっ

て決められる。だからこの学校では、障害児がいろいろな形で普通学級と交流ができるように工夫されている。

普通学級に通っている障害児は、たとえば体育の時間や家庭科の時間になると、理学療法士や作業療法士の所にやって来て、特別な訓練を受けたりしている。また、特別学級へ通ってる障害児は、学校の行事に健常児とともに参加したりしているのだ。

とにかく、統合教育を主流としているこの学校では、身体的重度障害をもちながらも、心理学者の判断によって明らかな知的遅退障害がないとされれば、誰でもここに通うことができる。

障害をもたない子どもたちが小・中学校合わせて八〇〇人ほどいるこの学校では、現在、障害児たち四五人がみんなと肩を並べて授業を受けている。普通学校で孤立しなくてすみ、ましてや少人数ではあるが同じ仲間のいるこの学校は、彼らにとって居心地がいいらしい。もちろん、地元の普通学校へ行きたい障害児は、そのまま地元の学校へ通っている。

小学校六年生のフィーリップは、スキュールプ（Skurup）という隣のコミューンから、移送タクシーでマルメにあるムンケッタン基礎学校に通学してくる。毎朝夕、ハイウェイを四〇分ばかり時速一一〇キロで飛ばしてくるのだ。地元の学校を選べばフィーリップ用に改造された学校へ通学できるのだが、身体障害児の少ない学校では孤立してしまうのではないかと不安に思った両親が、障害児の多い、しかもそれ相当の設備のよく整ったムンケッタン基礎学校を希望したのだ。

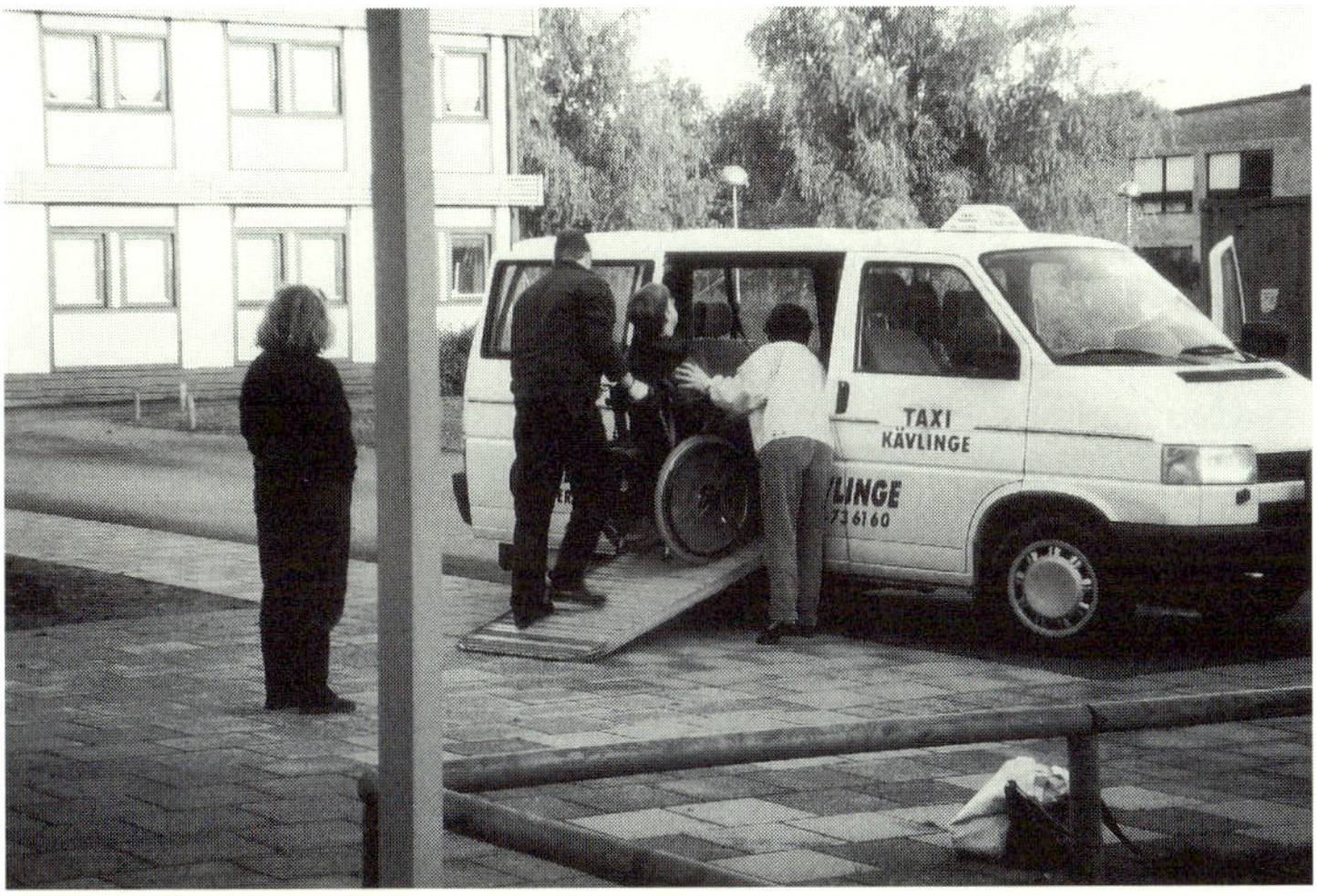

移送タクシーでムンケッタン基礎学校へ向かう

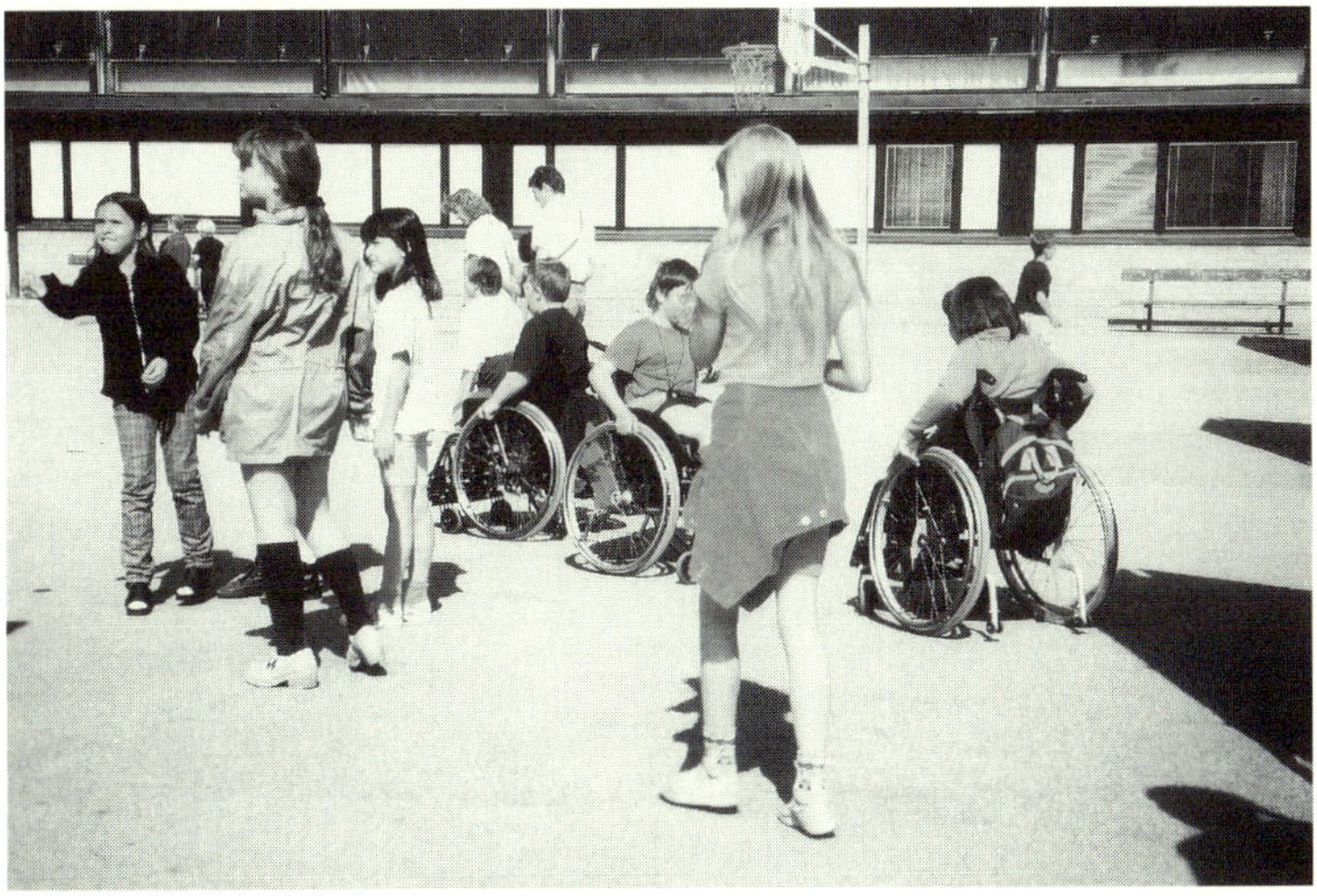

ムンケッタン基礎学校の校庭

彼のように近隣のコミューンから通学してくる場合は、住まいのあるスキュールプコミューンがマルメコミューンに対して、学費をはじめとする費用の一切を支払わなければならない。

通学は移送タクシーに決まったが、学校のあるマルメの移送タクシーを利用すれば学校側に支払い義務が生じ、自宅のある地域の移送タクシーを利用すればスキュールプコミューンの支払いとなる。そのため、その費用をどちらのコミューンが支払うのか、またどちらの移送タクシーを利用するかで問題になった。そのほかにも、補助器具や治療訓練などをどちらのコミューンで受け持つかなど、トラブルにまではなっていないが、スムーズに事が運ばなかったのは確かである。それらを一つずつ乗り越えて、この学校を選んだことを彼らは後悔していない。

彼のほかに、近郊のコミューンから通ってきている障害児が一〇人ほどいる。個人の自由選択が尊重されているゆえんである。それでも最近、マルメが六地区より一〇地区に分布区域を分け直し、区域ごとに予算を独立させたことによって、境界を厳密に守ろうとする動きが出てきている。今述べたように、自分の地区以外の学校へ行く子どもがいる場合、その経費のすべてを学校のある地区に対して支払わなければならないからである。

ムンケッタンにある特別学級を覗いてみると、五人の子どもたちとともに専用のアシスタントがいて、黒板を前に円形に座って授業を受けている。アシスタントは、学校が特別に雇用している。ここでは、学習能力は普通だが重複障害をもつ重度障害児のために、さまざまな補助器具が準備されている。障害児の手足や口となる、その人だけに適応するように特別につくられた機器などがしっかり整備されている。

五人と少ない人数だが、机の上にはコンピューターが一台ずつ置かれ、その周りには、発語のない子どもが簡単にコミュニケーションのとれるシンボルマークを利用したブリス表（シンボルマークによるコミュニケーション板）や電光表示（シンボルマークや字が見やすいように、表示窓がついている）、プリンター、大小変化に富んだキーボードなどが所狭しと並んでいる。そんな環境の中で、みんな勉強しているのだ。

ある子どもは、膝が硬直しないように下肢を固定ベルトで縛ってティルトテーブル（自力で立てない障害者のために、足・腰・胸などを固定して立たせるボード）に立っている。そして、握りやすい太めのペンを握って先生の話を聞いている。その隣では、電動車椅子に座った四肢麻痺の子どもが、額につけた自助器具の細い鉄棒でコンピューターのキーを打っている。口で喋ることのできない言葉を、彼は額で巧みに一文字一文字拾って文章にする。彼は、全国の作文コンクールでも優勝したことのある優秀な生徒なのだ。

その横で、胸まで深々と矯正用のコルセットをつけた直立姿勢のままの子どもが、何かをしようとするとブルブルと震えてしまう手で、ともすればはずれそうになるマウスを操って絵を描いている。アテトーゼ型（踊るように身体が大きく揺れ動く）の子どもは、異常運動の中で、コンピューターの操縦コントローラーを固く握り締めて、与えられた課題をクリアしている。同じように円形に座っている四肢麻痺と言語障害の子どもは、眼鏡の右側の縁に取り付けられた赤いレ

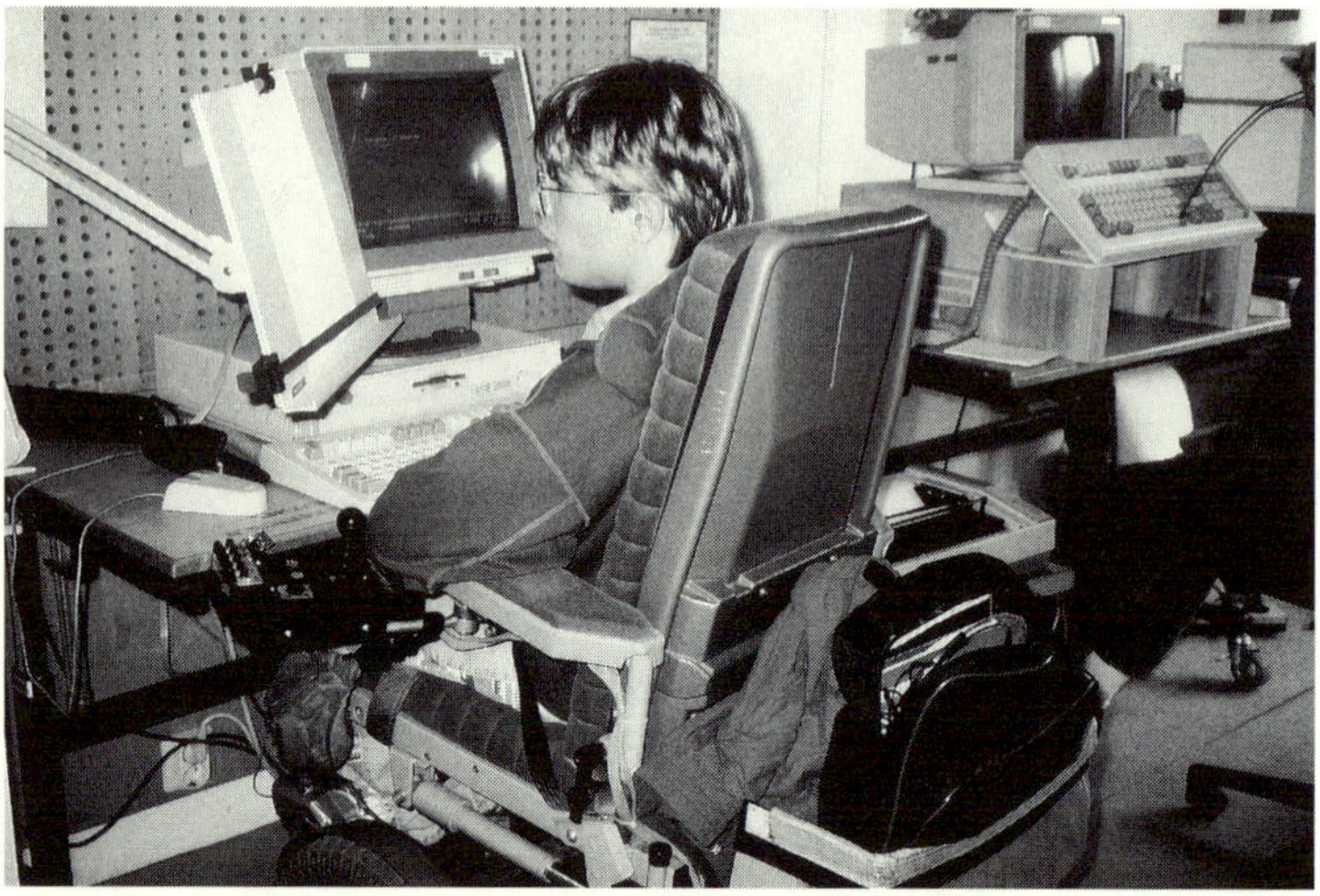

障害児に合わせた装備がしてある教室

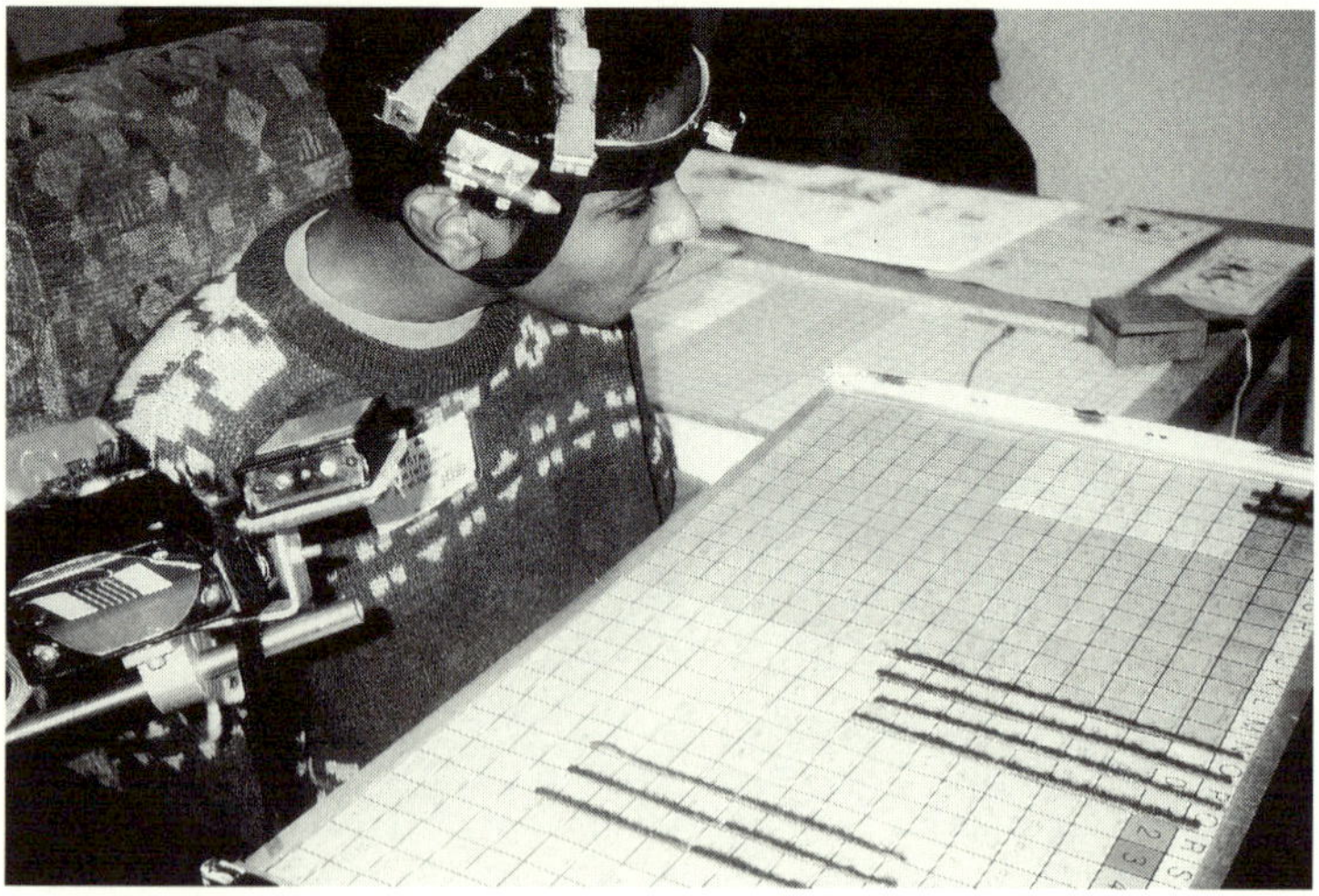

ブリス表を使用してコミュニケートする

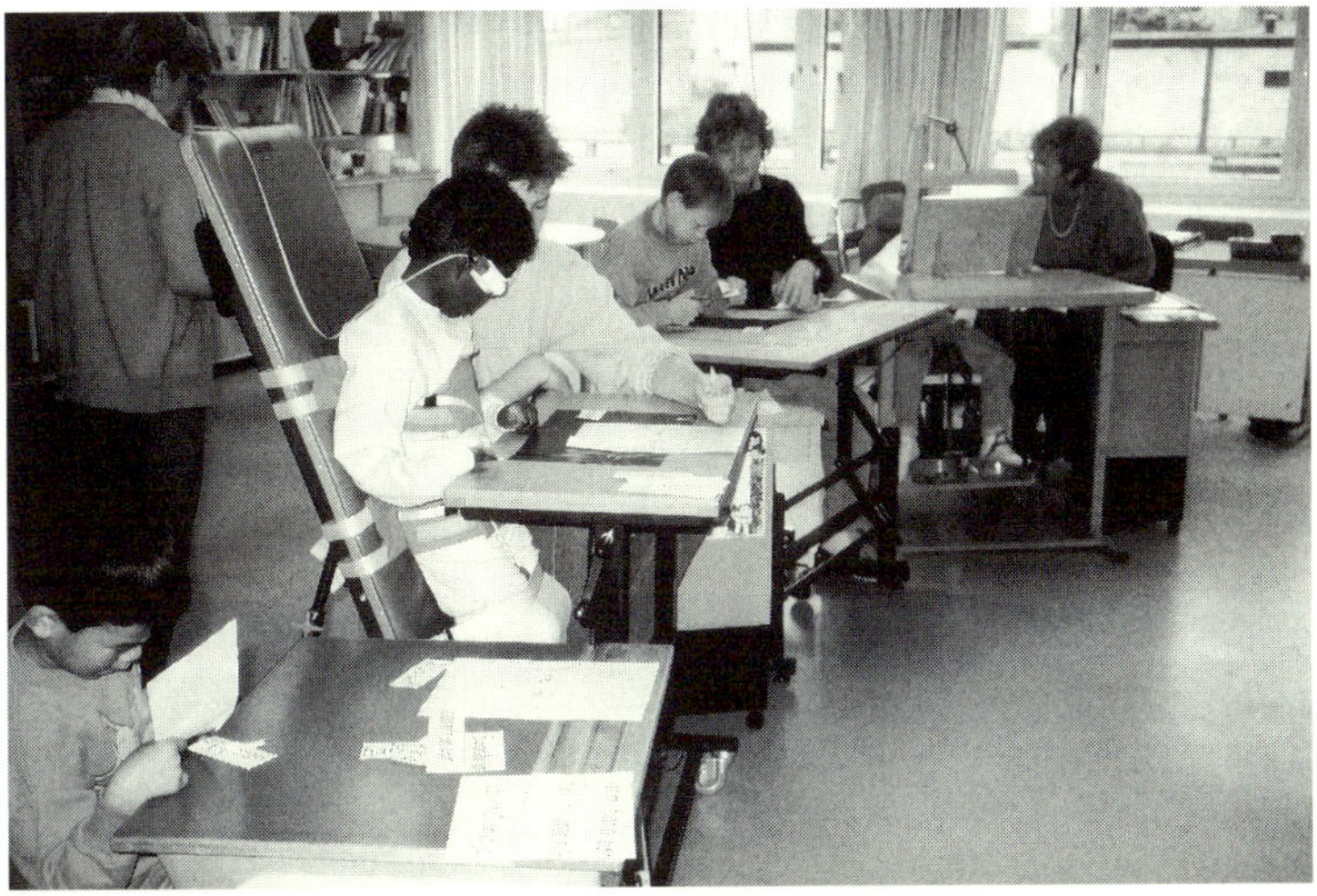

ティルトテーブルに立ってアシスタントともに授業を受ける

ーザー光線のポインターで、記号やアルファベットを巧みに射している。

アシスタントたちは、それぞれ子どもの補助器具をはめたり取り外したり、ブリス表を的確に読み上げたりとか介助に忙しい。一概にアシスタントといっても、そう簡単ではない。

援助過剰になりがちで、子どもたちが自分の能力で思考して答えを出すべきところを往々にして答えを先に教えてしまったり、木工などでは子ども以上に上手に課題をつくってしまったりする。そうでなくとも、障害をもつ子どもたちは自主的に動こうとしないで、周りの人に依存して受動的になってしまいやすい。将来、成人として自立していくためにも、積極的に自活を促してやるためにも、アシスタントの役割は重要となってくる。改めて、自分の役割というものを常に再確認していかなければならない。

ムンケッタン基礎学校では、これらの援助過剰を防ぐためにも「知識センター」と呼ばれるワークグループが新しいプロジェクトを実施している。これは、障害者だけを対象にするのではなく、障害者を取り巻くすべての関係者を対象にして、あらゆる角度から障害をとらえた講習をいろいろな形で提供している。たとえば、ブリス表を読解できるためのブリス表講座、手話講座、脳性麻痺の介護講座、特別教育講座などを主催している。だからアシスタントたちも、ときにはこのような講習に参加して自らの知識の向上に心がけているのだ。

ハビリテーリングセンターの支部のチームは、普通の授業に訓練をうまく組み合わせて障害者個人にあった時間表をつくっている。前述したが、体育の時間には理学療法士が特別に訓練をしたり、家庭科などの実技授業はＡＤＬ時間に日常生活動作の訓練をする。これは、自立するために最低限身に付けておきたい作業動作の訓練で、たとえば、食事をするための基本動作、衣服の着脱衣やバスルームの活用方法、補助器具の維持、そしてパンやケーキを焼いたりもする。オリエンテーリングでは、作業療法士を中心に社会生活が営めるように街へ出掛けていく。目的の場所（郵便局、店、銀行など）を見つけるために公共のバスや電車を利用する訓練や、郵便局の利用、コンビニでの買い物など、生活するのに欠かせないことを学んでいくのである。国語の時間には言語療法士があたって、ブリス表の記号読みや手話の訓練をしたりと、多忙な毎日である。

私はこの学校にいる作業療法士とともに、フィーリップの手の訓練に励んでいる。両手が筋拘縮のためデフォルメし、ほとんど機能しなかったが、手術後、手首が真っ直ぐになり電動車椅子

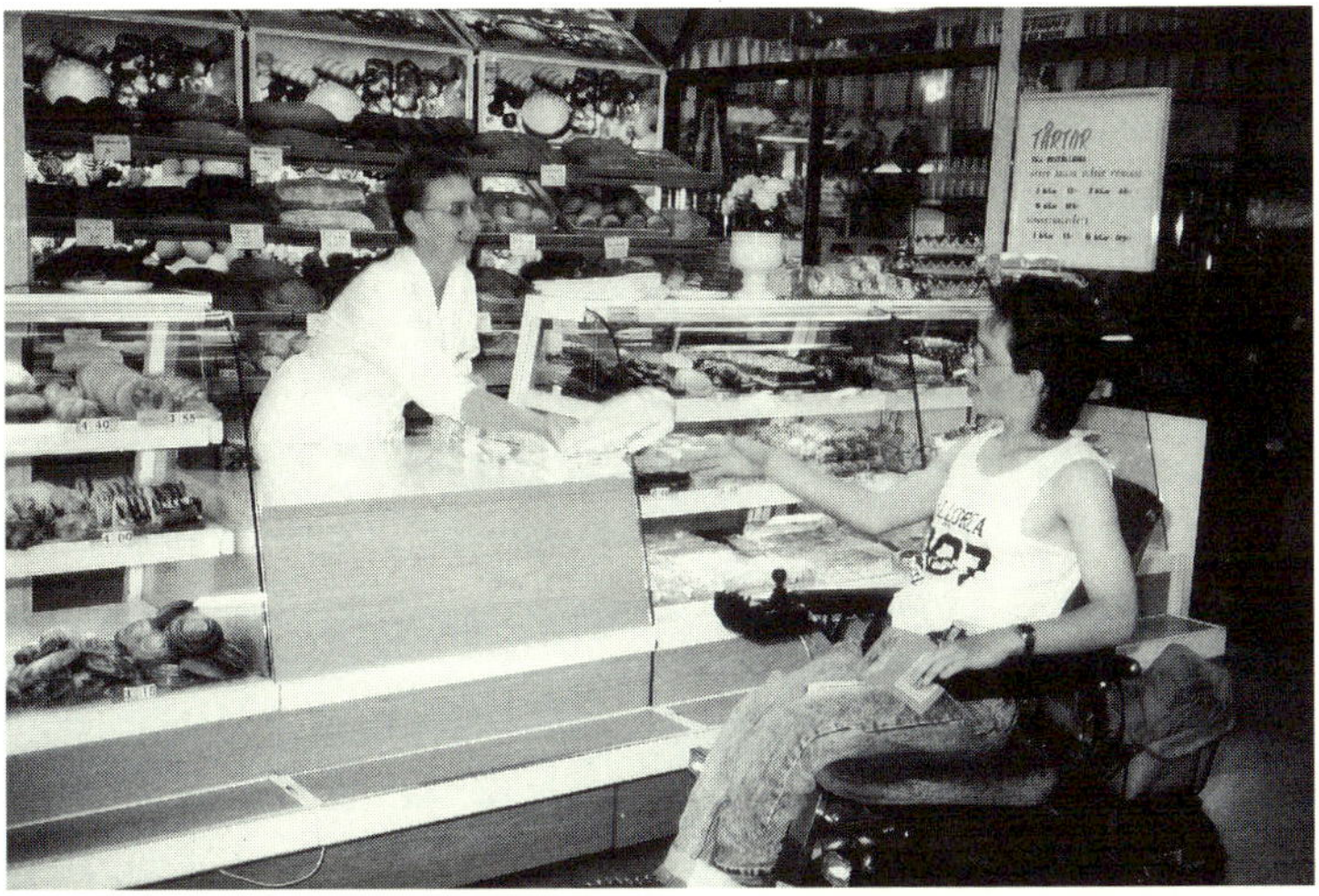

町のパン屋で、オリエンテーリング

が運転しやすくなった。指ではなく、器用に手首で車椅子を操っている。

私は、手術後のスプリントを何度もつくった。右手の方は、スプリントを常時使用していたので手首が真っ直ぐに保たれたが、左手の方は使用を嫌がっていたためにまた手首が曲がってきている。左手の方もスプリントを使用するべきであったとフィーリップは後日嘆いていたが、思春期に見られがちな反抗期でもあり仕方がない。しかしこれは、私にとってはスプリントの必要性を証明した重要な結果となった。フィーリップには言葉がないので、素早く彼の指すブリス表を読まなければいけない。しかし、慣れてない私にはとてもついていけなくて、アシスタントが助けてくれる。新しくつくったスプリントを確かめ、学校の作業療法士とこれからの訓練の方向を話し合った。

話は変わるが、日本からの視察団の人たちが、ハビリテーリングセンターやグループホーム、ムンケッタン基礎学校などを回られるときに、よく不思議に思われて次のような質問をする。

「寝たきりのような、重度障害をもつ子どもたちが見当たらないですね。そういう子どもたちはどこにいるのですか？」

この質問を聞くたびに、私はいつもびっくりする。日本では重度と見なされて当然寝たきりになっているはずの障害児がここでは車椅子に座っているので、彼らには気が付かないのだ。無意志で発語もなく、四肢麻痺で天井ばかり見上げている障害児、食事も口からは受けつけず、お腹にチューブをつけて胃に直接食事を注入しなければならない障害児、呼吸困難に陥りやすいので、車椅子に常に吸引器や酸素呼吸器を備えている障害児などがすぐ目の前にいても分からない。

これらすべての超重度障害児は、意識があるなしにかかわらず、七歳を向かえて体調が安定している限り学校に通っている。アシスタントとともに毎日訓練学級に移送タクシーで通い、特別教育教員の授業を受け、ハビリテーリングの訓練を受け、健常児とともに学校の食堂で食事をするのだから、視察団には分からないのが当然だろう。もちろん、生命に危険がある障害児は入院しているが、危機をすぎれば早めに退院させて日常生活に戻している。

特別な介護教育を受けていないアシスタントでも吸引器を操り、栄養剤の注入器も扱う。こういう話をすると、視察団の人はびっくりする。そして、やはり超重度障害児であっても、日本の寝たきりの子どもたちよりはかなり病状がいいものと決めてかかるらしい。それほど、目の前にいる、寝たきりになっていない障害児が信じられないのである。こちらに短期間住んで障害者の勉強をしていた日本人の学生も、私の説明に不思議そうな顔をした。

「でも、本当に超重度の重複障害者はどこにいるのですか?」と、何度も尋ねるのだ。

「あのね、この間まで車椅子に座ってハビリテーリングセンターに通っていたファニイを知っているでしょう?　呼吸器をつけていたあの子は、残念だけど、つい最近亡くなったのよ」と言うと、「えっあの子が?」と目を丸くしていた。それほど、健常児と何ら変わらない生活をしているので信じられなかったのだ。付き添いの看護婦もいなくて、また何の資格ももっていないアシスタントが複雑な機械を操っているのを見ても、まだ理解できないのである。日本では、とうてい考えられないことなのであろう。日本では寝たきりの子どもが学校へ通っている、その事実が非常に受け入れ難いらしい。

なぜ、信じられないのか?　いろいろ考えてみて思うのは、日本では責任問題が問われるということだろうか。何かが起こればとうていただではすまされない日本では、超重度の障害児にここまで普通の生活をさせないのだろう。親が努力しても周りの理解も得られないし、付き添う介護人は何らかの資格をもっていなければならないだろうから費用がかかる。それに、いつ死が訪れるか分からないような重度障害児には、自分にかかる責任が重くて介護人にはなりたくないのかもしれない。

ここスウェーデンでは、そのような問題はない。揺りかごから墓場までが保障されているのと同様、アシスタントたちの権利も保障されているので、もしも何かが起こった場合、それが故意にしたものか相当の個人のミスでない限り誰も責めたりはしない。責任問題を問われるような社会構造では、誰もすすんで介護人にはならないだろう。スウェーデンでは誰もがアシスタントになれるし、なればいろいろな講習を受ける権利も与えられる。もしも看護講習など受けている人が見つかればもちろん優遇されるが、それよりも家族の人とか障害者と気の合う人が優先される。

ここにいる重度障害をもつ子どもたちは、授業のときは車椅子から別の椅子に移り、ティルトテーブルに立ち、プールにも入るなど、数々の余暇活動にも異なる形で参加しているので、一見しただけでは障害の度合いが分からない。こんな看護の仕組みが、「寝たきりの障害者がいないスウェーデン」と言われるゆえんだろう。

医療福祉が、障害の重軽度にかかわらず最小限の人間の権利としてどんな子どもたちにも均等に与えられているこの素晴らしさを心から祝福したいし、また見習うべき当然のシステムだろう。「1　突然の合併（?）が引き起こす大混乱」でも述べたように、一九九九年から三三のコミューンが合併して、統一されたスコーネ地方の自治医療になったことは（二二九ページ「13　政治家たちの野望」を参照）、コミューン間の差別の問題を解消し、よりいっそうスムーズに事が運び、フィーリップのようにかなり遠くからでも移送タクシーで簡単に通学できるようになった。希望すれば、スコーネ地方内のどこでも通える。そういう意味では、新しい方向へ進んでいるようだ。

8 特別学校（知的障害者、重複障害者、聾唖者などのための学校）

一九九六年にマルメの六地区が一〇地区に分割されるまでは、マルメ内の知的能力遅滞児ばかりを数ヵ所に集めて集合教育を行っていた。その学校を「特別学校」と称して、普通学校の同じ敷地内に設置していた。ところが、一〇地区に分割されると、教育・医療・福祉など、それぞれの地区が独立した予算で行政を行うことになり、障害児のいる地区は、特別学校のある別の地区へ子どもを送るのを、経費の流出ということで渋り始めたのだ。そのため、現在、コストダウンを図るために各地区の行政が居住区にある学校の普通学級へ知的障害児を入れようと、統合教育（インテグレーション）の実験を試みている。自分の子どもにもっとも適応した学校を選べる最終的な決定権は障害児やその家族にあるわけだが、どちらが適しているかの判断は決して簡単ではない。

このようなインテグレーションをしている学校に、私が受け持っている子どもの二人が通っている。年齢混合の縦割り教育なので、インテグレーションもしやすい。また、このリンデンゲン（Lindängen）学校をはじめさまざまな学校の教師やアシスタントから、子どものＡＤＬ訓練や環境整備や補助器具の相談をときどき受けている。だから、よくこの学校を訪問することになる。

モーリンは小学校一年生で、発達遅滞症状があった。見た目はまったく健常児と変わらないし、長い金髪を後ろに束ねて可愛い飾りをつけている。もう一人は、トムという注意欠陥障害の男の子で、学習能力が少し劣っている。

ある日の早朝、クラスを訪れるとちょうどホームルームの時間で、二三人の子どもたちが床の上に輪になって座っていた。担任の教師が、面白そうな本を読んで聞かせている。子どもたちは、それぞれ好きなように座って耳を傾けている。トムもモーリンも、アシスタントのアンから離れた場所のほかの子どもに交ざって座っている。本を読み終わると、それぞれ子どもたちは自分の席に着き、トムも健常児に加わってグループワークをやり始めた。室内の机は、グループで向かい合って座れるように小分けしてある。

私は、受け持ちの子どもが集中して学習できる個人部屋へ、アシスタントのアンとモーリンとともに行った。そこで、この子どもたちは個人教育を受けているのだ。保母でもあるアンは、クラスの教師と相談しながら簡単なことを忍耐強く教えている。五分ともたないモーリンの集中力に、次から次へといろいろな工夫がなされた教材を使って授業が進められる。

「モーリン、このひまわりのボタンを大きい順にかけてちょうだい」

モーリンは、少し小刻みに触れる手でボタンをはめている。最後の二つが終わる前に、部屋にあるボールを見つけて遊ぼうとしきりにねだる。

「うん、そうだね、ボールで遊ぼう。でも、このボタンが全部終わった後でね」

モーリンは、仕方なくまたボタンをはめている。なかなか上手くいかない。大きい順にと言われていても、小さくなってくると大きさなど見ないで近くにあるのを取ってしまう。順番を間違っても平気だ。アンの注意や促しに励まされて、やっと直して全部かけ終えると私に見せてくれる。この訓練は、手の機能訓練とともに大きさの認識を同時に学ぶことができる。

見事、ボタンをかけ終えたので、約束通りボールで遊ぶ。モーリンは部屋の隅にある手毬ほどの大きさのボールを取ると、アンに向かって投げる。ボールは反対側の壁に当たってはずむ。アンは一メートル半しか離れてないモーリンが取りやすいようにボールを投げるが、モーリンは受ける瞬間に目を閉じてしまうので、なかなかうまくそれが取れない。少し大きめのビーチボールはないかと私はアンに尋ねるが、手元にはないそうだ。それを買うか、トレーニング用の柔らかいボールを次回来るときに持ってくるわ、とアンに約束する。そうすると、モーリンに当たっても痛くないし、両腕で取りやすくなるから、と説明する。

それから、モーリンがビーズを五つずつ紐に通していると休憩時間になった。クラスで勉強していたトムが迎えに来て、二人は校庭に飛び出していった。校庭に行って二人で遊ぶのかといえばそうではなく、クラスの女の子がモーリンの手を引っ張っていって、何か世話を焼いている。靴の紐がほどけると結んでやったり、砂がかかるとそれを払ってやったりしている。

次の時間はオリエンテーリングで、クラスの子どもたちと行動をともにするので、モーリンは世話焼きの女の子たちとともに私に手を振って出掛けていった。トムはといえば、校庭で健常児と一緒に遊んでいる。見ると本当にほほ笑ましい。多分、健常児も彼らから学ぶことが多いだろうし、健常児とともに遊べる二人も、知的能力への刺激となっているのかもしれない。従来の集合的な形とこのようなインテグレーションの形、まだまだ実験段階ではあるが、よりよい形の教育をしようとそれぞれの地区は心がけているようだ。

以前からある特別学校は、普通学校の敷地内にあり、「特別学級」と「訓練学級」に分かれている。特別学級には、遺伝的障害、注意欠陥障害、発達遅滞などの原因によって学習に時間を要する子どもたちだけが通っている。訓練学級には、超重複障害の子どもたちが擁護と訓練を目的として通っている。私の担当している子どもも、この特別学校に通っている。ここでは、特別学級が三クラスと一つの訓練学級とがあって、それぞれ小学校一年生から六年生までの縦割りクラス（年齢混合）になっている。

朝、特別学級では、一つのテーブルを囲んでホームルームが始まる。七人の子どもに、担任の特別教育教員一人と二人のアシスタントがいる。昨日、放課後で何をしたか、どんなテレビを見たかなど、子ども一人ひとりに話し掛けると、それぞれ、友達と遊んだとか自転車に乗ったとかの答えが返ってくる。そして、このホームルームの時間は、一人ひとりが互いの話を聞く場でもある。

サーラは、小学校一年生になるダウン症の子どもである。ホームルームで一日の日課を先生に教えてもらうと、自分の席に行って教科書を出した。それは、簡単な数字を書く練習ノートである。数字に色付けをしたり、魚とかスコップとか花などの絵の中に、数字の数だけ印をつけたりするものだ。各自、練習ノートにそれぞれの課題を書き込み、アシスタントや教師を手を挙げて呼んでいる。私はここに、サーラの日常生活を調査するために来ていた。何事にもゆっくりした動作のサーラは、とかくほかの子どもから遅れる。トイレにも間に合わないでたびたび下着を汚してしまうので、母親から相談を受けていたのだ。一日の生活の様子を観察することによって、今後どこを改善していけばよいのかということが分かる。

週に何度か訪れて観察した結果、サーラだけ、ほかの子どもより休憩時間を早めてトイレに行かせることにしてもらった。どの子どもも、トイレに行きたいときには先生に言って行くのだが、サーラはそれをしないのだ。ほかの子どものすることに気を取られて、休憩時間もついトイレを我慢して遊んでしまうし、練習ノートをしっかりするのはほんの数分で、あとは周りをポカンと見ているのだ。ほかのことに気を取られないように休憩時間を繰り上げて、アシスタントの人にトイレを促してもらうようにすると、彼女も用を足せるようになった。

体育の時間は、ほかのクラスの子どもも交えて一四名になる。女子と男子に分かれて、体育の服に着替える。そこでもサーラは、ほかの子どもを見ているだけでなかなか自分の着替えにかからない。みんなが着替え終わってからやっと取りかかるので、時間がかかる。それで、サーラだけ早めに更衣室へ行けるようにすると、着替えが終わったころにほかの子どもたちが来るようになった。このようにして学校側に協力してもらうことで、子どもに適応した日常生活の改善ができるのだ。

体育館の中では、備え付けの器具を利用しながら楽しく授業をしている。体育の先生がテープレコーダーで最新のポップソングを流すと、子どもたちは自由に体育館の中を走り回る。そして、急に音楽が止まると、子どもたちはピタリと静止する。

「今度止まるときは、赤い色の物や印の所に止まってよ」と、先生が指示してまた曲が流れる。子どもたちは、喜んでまた駆け回る。音楽が急に止まると、指示通り壁についた赤い印に手をつけたり、床の上に並んでいる赤いフラフープの上に足を乗せて止まっている。赤い色が見つからないで、ウロウロしている子どももいる。それをみんなが、「あそこに赤い色があるよ」と言って教えている。

「今度は、バランス器具の上に二人ずつ座ってね」と言われると、曲が止まったときに、一人、二人と手をつないで数えながら座ってくる。

このようにして、色の違い、数え方、大きさの違い、バランス歩行、飛ぶ、跳ねるなど、ほんのお遊びにしか見えないような体育の授業が子どもたちは大好きなのだ。

特別学校にある訓練学級へもよく行く。そこには、私が担当している子どもが三人いる。前述したネシュラ（六一ページ参照）、ラシード、アレクサンドルである。どの生徒も重度障害児で、水頭症のアレクサンドルは超重度でまったく意思表示がない。バスケットボールほどの大きな頭に小さな顔で、ときどき半分だけ半目を開けては口を動かしている。乳幼児保健センターの検査が行き届いているのだからこんなに水頭症が広がるまで放っておくはずはないのに、と初めは驚くが、このアレクサンドルもやはりネシュラと同じく医療もおぼつかない国から移民してきた子どもなのである。このクラスには、特別教育教員と二人のアシスタントがいる。マンツーマンと充分すぎるほどの人数であるが、ハビリテーリングセンターに通ってきたり、プールへ行ったりするときには、それぞれの車椅子を押さないといけないために人手が必要になるのだ。

学校では、簡単なコミュニケーションや感覚刺激方法を、教育の課題としてさまざまな形で取り組んでいる。たとえば、朝のホームルームにはタンバリンを子どもの名前のリズムに合わせてたたいたり、子どもの身近な人物の写真や、日中の出来事をシンボルマークに取り入れた日課表を見せたり、カセットテープに合わせて歌ったり体操したりするのである。

朝のミーティングの間、灯していたローソクを消して、その残り香を子どもの鼻の近くにもっていって嗅がせている。香りがきついのか、それぞれ顔にシワをよせたり独特の表情をして嫌がったりと、何らかの反応を見せている。

このようにして、臭覚や視聴覚を刺激して、何度も単純な作業を繰り返し、忍耐強くさまざまな訓練や教育をしていくのだ。また、子どもたちは、普通学級の子どもたちとも行動をともにできるように、木工の時間には、アシスタントとともに動かせない手を一緒に動かせてもらって口ーソク立てをつくったり、木の匂いを嗅いだりと、学校行事になるべく混合で参加しているのだ。

何の反応も示さないネシュラやアレクサンドルを見て、なぜこんなにしてまで学校へ行かせるのかと、日本から視察に来ている人に尋ねられた。服を着させ、車に乗せ、大勢いる学校へ通わせるよりは、自宅で静かに寝かせていた方がよいのではないか、とその人は不思議がった。しかし、普通の子どもがするような生活をさせることは、この障害をもった子どもが少しでも周りの環境変化を体感し、さまざまな人の声を聞き、何らかの刺激を周りから受けることによって目には見えない発達に役立つことになる。決して、忘れられた存在になってはならないのだ。

このクラス全員は、ハビリテーリングセンターに週一回やって来て、プールやスヌーズレン（感覚統合教室、一六一ページ参照）を利用している。センターのスタッフである理学療法士や作業療法士も、今述べたように、必要に応じて定期的にこういう学校を訪問しては個人訓練を行ったり調査をしているのだ。

私は、毎週一回、この訓練学級に来てはラシードの訓練をしていた。ラシードはトルコからの移民人の子どもだ。両親は数年前に離婚して、母親が息子二人と暮らしている。母親は夏休みにラシードを連れてトルコに里帰りしたのだが、障害者のための環境が整っていないためラシードは、トルコに滞在したほとんどの時間を室内で過ごさざるを得なかったそうだ。夏休み明けに訓練学級へ戻ったラシードは、先生やアシスタントたちの顔を見て、普段以上の言葉のない喜びの表情を見せ、トルコでの夏休みが彼にとってはつらいものであったことを訴えた。

マットの上のラシードは、足が曲がり、腕も曲がったまま伸びない。学期末のときよりかなり悪くなっている結果に、理学療法士と私は頭を悩ませた。また、振り出しに戻ったのだ。

しかし、身体的な機能は低下したにもかかわらず、ラシードにはやる気が充分うかがえ、「腕を持ち上げて」「両手を頭の上に」「このスイッチを押して」などの指令にわずかながらちゃんと反応するのだ。両手を上に上げようとする動きが見えると、私はすぐさま手伝ってそれを引っ張る。スイッチを押えようとする動きが見えると、それを手伝う。このようにして、身近にあるラジオやステレオを、ラシードが聴きたいときにボタンが押せるように訓練するのだ。

ラシードは、いろいろな検査の結果、知的能力が相当遅れており、二歳児以下程度と評価されている。でも、ときどき見せる顔の表情は、それ以上に感じさせられるのだが……。

身体年齢は一三歳になるが、ヨダレを流して胸のあたりをびしょ濡れにする。そのため母親は、赤ちゃん用のヨダレかけをさせていた。これには、私も訓練学級の先生たちも反対した。トルコ人の母親は非常に頑固な人で、いろいろな訓練やスプリント作成のときにも問題になった人である。彼女は、いつも私たちに対して喧嘩腰で接ってしてくるのだ。ラシードを自分のオモチャかぬいぐるみのように赤ちゃん扱いするので、私たちも眉をひそめていた。学校でも、ヨダレかけをしたラシードは恥じ入るような表情だし、普通学校の生徒たちは、彼の異常な格好を敬遠している。

私たちはラシードが学校にいる間、ヨダレかけをウエスタンスタイルのスカーフに替えた。下校時に、母親のさせていたヨダレかけを首に巻こうとすると嫌な表情をする。これをきっかけとして、ＩＳＰミーティング（八〇ページ参照）において母親にヨダレかけを取るように頼んだ。みんなが口をそろえて言う熱心な依頼に、母親もやっと頷いてくれた。いまだに、彼女がラシードに接する様子は赤ちゃんに対するそれと同じだが、身なりはかなりティーンエージャーらしくなり、健常児の中にも溶け込んでいる。

ついでに服装について述べておくと、特別学級にいる発達遅滞の一一歳の女の子の服装が、母親のセンスの悪さか無関心が理由で、まだ子どもなのにおばさんのようなスタイルになっていた。みんなから、奇異な目で見られたのは言うまでもない。着ている服が理由で、ラシードのように疎外感を味わうことになる。障害者が着る服も、たとえ本人の意思表示はなくとも、周りの人が本人になったつもりで選んであげなければならない。

それに、もう一つ大事なことがある。障害児のオムツを替えるときは、必ず室内のコーナーかバスルームなどの別の場所で行うことである。障害者のプライバシーを守るということは、最低限要求してよい人間の基本ではないだろうか。とくに、子どもの年齢が上がれば上がるほど、たとえ本人の意思表示がないとはいえ、絶対に守らなければならないことである。

このほかには、難聴の子どもばかりを集めて手話を主体として授業をしている学級や、弱視や盲人を集めて授業をしている特別な学級も地区によってはある。弱視の子どもには総合病院の眼科から指導者が派遣され、その子どもに必要な補助器具を貸与している。重複障害があれば、私たちハビリテーリングセンターのスタッフもその学級まで出掛けていく。私も三人の難聴児を受け持っているので、手話を言語療法士の人に教えてもらっており、指導のときによく使っている。手話が全世界共通ならば、それこそ英語を覚えるより面白いと思うのだが、残念ながら国によって違い、同じ英語圏でもイギリスの手話とアメリカの手話では異なるそうだ。手話の起源が何種類かあるためらしいが、実に残念なことだ。

特別に、重度自閉症の子どもを集めた学級もある。中には身体的障害のある重複障害児もいるが、この子どもたちへの教育もスウェーデンでは怠っていない。

一クラスに四人の基礎学校の低学年では、特別教育教員の一人とアシスタント二人で「ティーチメソード」を活用している。ティーチメソードとはアメリカで発達した教育方法で、一日の生活リズムが少しでも崩れるとパニック状態を起こしていた自閉症の子どもたちに、規則正しい生活リズムを与えて教育する方法なのだ。たとえば、すべての日課を細かく時間割して、何をするにもシンボルマーク、あるいはシンボルになる物を中心に日常生活をしていくというものだ。

具体的にいえば、小学校二年生のパウラには言語障害があり、その上、動物的なほどに異常な行動をする。周りにある物を口に入れたり、たたき壊したり、怒ると突如手がつけられないほど暴れるのだ。このパウラが朝登校してくると、まず簡単なホームルームをする。彼女の日課表は、壁にあつらえた小さな棚になっており、それぞれ棚板が違う色になっている。その棚の上には小さな鐘が置いてあって、彼女はそれを持ってホームルームの部屋に行き、先生に手渡すと床の上に座るのだ。簡単に朝の挨拶と点呼をすませると、二曲ほどの歌を歌ってホームルームは終わる。それが終わると、また彼女は自分の棚の所へ戻っていく。そこには、たとえば大きな黄色いレゴが置いてある。今度は、それを持って教室へ入るのだ。そこは簡単にだが四つに仕切ってあって、それぞれが集中して勉強（作業）できるようになっている。持ってきた黄色いレゴは、着席すると机の上にすでに置いてある赤・黄・青のレゴの上に重ねるのである。これが学習のスタートの合図となるのだ。

このクラスの子どもたちは、一分もじっとしていない。何とか少しでも長く座れるように訓練することが学習の一歩になっている。勉強とは掛け離れた簡単な作業を繰り返すティーチメソードだが、これによって子どもたちは座ることを学ぶのだ。

ここには、パウラを中心にして机の左側には、ビーズ玉を五個入れた箱、積み木を入れた箱、ボタンとボタンを入れる容器の入った箱、パズルの箱など、幾つもの箱がきちんと並べてある。彼女はその箱を順番に取って机の上に置き、ビーズ玉にひもを通し、それが終わると右側へ箱を移すのである。積み木の箱を取ると、積み木を重ねてまた元へ戻し、その箱を右側へ置く。その繰り返しをしながら作業の流れを教えるのだ。集中力の欠けるこの子どもたちには、非常に忍耐力のいる訓練なのである。

箱の中身は、その子どもたちの発達レベルにあった物が入れられてある。前述したほかには、家族の写真や、言語障害があって会話はできなくとも歌は歌える子どものために歌の絵が入っていたりする。

この遊戯室には何にも置いてない。その都度、必要なオモチャを出すのだ。外へ行くときにはスコップが棚においてあったり、トイレに行くときにはトイレットペーパーの芯が置いてあったりする。これらの道具が、その行為を知らせるシンボルになっているのだが、そのうちそれをシンボルマークに置き換えていく。そして、そのときそのときだけでなく、一日の行動が分かるようにシンボルマークを増やしていくのだ。ホームルームの鐘のすぐ横には朝食を表すスプーンがあり、その後ろにはトイレットペーパーの芯というように、予定の行動を時間表として理解させようとスタッフは努力している。

以上のことからも分かっていただけたと思うが、特別学校あるいは普通学校へ通っている障害児は、ハビリテーリングセンターと密接な関係をもっている。医学の知識がない教師のために、私たちハビリテーリングセンターの専門職のスタッフは出張サービスをし、教職員への援助や指導を行っている。またそれとは逆に、障害児とともに学校側のスタッフ（教師、アシスタント、保母）は、ハビリテーリングセンターの施設利用のため、あるいは個人訓練を受けるためにやって来るのだ。

このように、常に障害児とその家族を中心に医療と教育とを合体させたプランを行っている。この連携プレイの中心となるのが、八〇ページでも説明した行政同士の境界線を越えたＩＳＰミーティングの場であろう。障害児が普通学校へ行くというのは当然の権利なので、その受け入れ体制が豊富に準備されていなければならない。日本においても、よく聞かれるような縦割り行政で管理するのではなく、厚生省も文部省も手を取り合って障害者のためにさまざまな施策を実行していって欲しい。制度は、つくるだけでなく運用するべきものだ。

9 スウェーデンのスヌーズレン

今、スウェーデンでは静かなブームになっているのが「スヌーズレン（Snoezelen）」という環境設定の方法である。この方法は、身体・知的障害者の間だけではなく、精神病、痴呆症、果ては一般の小中学校にまで現在は広がっている。

本書においても、これまでに「スヌーズレン」という言葉を「感覚統合教室」という但し書きにおいて何度か使用してきたが、この言葉は日本でもこれからたびたび耳にすることになると思うので、ここで改めて詳しく紹介したい。

これはスウェーデン語ではなく、オランダ語で香りをかぐ「スヌーフェレン（Snuffelen）」という言葉と、ウトウトとする惰眠状態を指す「ドーセレン（Doezelen）」という言葉の合成語である。最初にこの方法を取り入れたのは、一九八〇年の後半、オランダにあるダウン症などの知的障害児を預かっているハーテンバーグ（Hartenberg）施設だった。どのような教育をすれば学習能力が遅退している子どもたちの成長発達を楽しく促すことができるかと、ここの施設のスタッフは常日ごろより創意工夫をしていた。その結果、この「スヌーズレン」という環境設定方法を思いついたのである。

通常、子どもは生まれながらにして人間のもつ基本的な能力を身に付けているが、何らかの障害をもつ子どもは、自己の感覚を自由に操る術に欠けている。だから、欠けている部分に適度な刺激を与えて補えば、その受けた刺激が神経系の働きで大脳へと伝達され、成長発達の促進に役立つと考えたわけだ。

ピアノを習う人は、毎日の練習によって技術を習得して上手に弾けるようになる。しかし、手を動かす練習だけをしていたのでは、ピアノを機械的に弾くことができても素晴らしいといえる演奏にはならない。やはり、周りの環境に何らかの音楽的要素が含まれ、好きな音楽を聴き、音楽番組などを見、コンサートに行って生の音楽を体験し、人間的な感情を育て上げて初めて感情移入のできる素晴らしい演奏が生まれる。その原理を、障害者の治療や訓練に取り入れたのだ。

従来の治療や訓練方法では、劣った部分だけを集中的に訓練していた。手の機能訓練、歩行運動、聴覚訓練、視覚訓練と、障害のある部分だけに集中治療を試みていた。しかしスヌーズレンでは、すべての感覚を含めた環境設定をするため、聴覚、視覚、味覚、触覚、知覚などの感覚を初めて統合したコンパクトな形の刺激を与えることができる。しかも、誰でもが楽しみながら訓練ができて身に付けていくことができるので、学習機能障害児にとっては、スヌーズレンはある意味で完璧な教育の場となる。

発語のない障害児や重度障害児の周りにいる介護者たちは、このスヌーズレンの中でこのオモチャは面白いのだろうか、このクッションは気持ちがよいのだろうかと、一人ひとりの子どもの目の表情やしぐさ、音への反応を見ながらその子どもがもつ独自の表現方法を学んでいく。何度も同じ反応を重ねてみることによって、子どもが首を振るしぐさは嫌悪を表すのではなく、喜んでいるのだということが分かったりする。これらのように環境設定を優先することで、いろいろな反応が同じ場所で何度も見ることができ、確かめられることによって、障害児と介護者の間のコミュニケーションが有意義なものになり、相互の信頼関係も増す。

では、実際のスヌーズレンがどうようになっているのか、のぞいてみることにしよう。

スヌーズレンという部屋へ一歩足を踏み入れると、普段では体験できないような、幻想的な異次元の世界へ迷い込んだような錯覚に陥る。ロックコンサートやディスコに行った人なら、さまざまなライティング効果やイリュミネーションがバックステージに施されているのを知っていると思うが、それと同様に、スヌーズレンの部屋の周囲にはさまざまなライティング効果が施されていて、見るもの、手で触るものすべてが七変化したり音を出したりするなど、面白く工夫されているのだ。ただ、コンサートやディスコと異なるのは、耳を覆うような楽器演奏ではなくて、静かで美しい音色の音楽が奏でられていることだ。

本来のスヌーズレンには幾つもの部屋があり、リラックスを中心にした「ホワイトルーム」、音楽を中心にした「ミュージックルーム」、弱視者のための「ブラックルーム（暗室）」、遊戯・活動を主体にした「アクティビティルーム」、ジャグジー付きの「バスルーム」など、あらゆる角度から五感を刺激する部屋から成り立っているが、私がつくったハビリテーリングセンターのスヌーズレンは、地下にある二部屋だけの小規模なものである。病院という館内で、二つもの部屋を与えられただけでも感謝しなければならない。少し、この部屋について説明する。

スヌーズレンの目玉ともいわれているホワイトルームは、壁や天井はもちろん、床もすべてが白く、白いマットトレスが敷かれ、部屋の片隅には白いウオーターベッドまであり、もう一方の片隅にはバブルチューブが置いてある。人間の背丈もある透明な水の筒の中を、泡がカラフルなライトに反映しながらブクブクと上がっている。ミラーボールが設置されており、ライティングスポットで壁一面に幾何学模様が映し出されている。白い天井は、スポットライトと銀紙のようなメタル用紙の効果を利用して光が反射している。

ここにはないが、ウォーターベッドの代わりに白いソファやハンモックが置いてある場合もあるし、ベッドの下には音響効果が設置してあって、音楽のバイブレーションが横たわった身体全体に振動してくるようにつくられた所もある。

このホワイトルームで、障害者と介護者や療法士が、一定の時間を過ごしてリラックスするのだ。そうすれば、自分のもつ感覚機能を休めたり、鋭敏にさせたりと、自然な形で感覚がフル活用され、また知覚できる可能性を大きくする部屋となっている。

もう一つはアクティビティルームで、この部屋に入るといろいろな運動ができるようになっている。イギリスやオランダのスヌーズレンセンターでは、さまざまな色の形をしたクッションやマットレスが床を埋め、クッションでつくったカラフルなトンネルや滑り台がある。天井からは筒型のクッションがソーセージのようにぶら下がっていて、子どもがそれによじ登れるようになっていたり、ミラーボールやスポットライトのライティング効果はもちろん、足を踏みならすだけで光の色が変わったり音が出たりする。声を上げればエコーのかかる装置もある。

ハビリテーリングセンターでは、広い部屋がないためにそれほど大がかりな装置は望めないので、同じアクティビティルームの中にブラックルームもつくっている。部屋の片隅には「ボールプール」と呼ばれている小さなボールでいっぱいになったマットレスプールが置いてあり、壁には、手で触ると光が輝いたり、動いたり、音が出たりする面白い形のオモチャを設置している。イルミネーション効果も、想像力をたくましくさせようといろいろな形で工夫してある。もちろん、ここにも静かな音楽が流れている。さらに、精神的な落ちつきを促すための暗いコーナーがあって、蛍光塗料効果をふんだんに利用して一種幻想的な部屋を演出している。

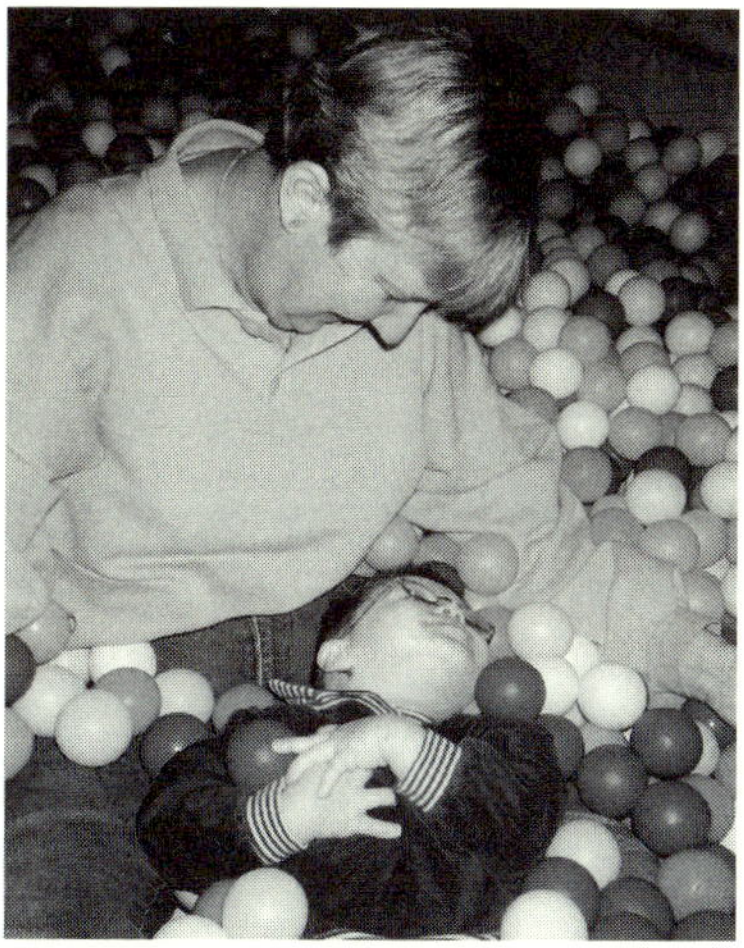

ボールプール、アシスタントとのコミュニケーションが大切

各部屋はいろんな形で創意工夫されており、これらの部屋が利用者にとって使用しやすいように環境整備しているのだ。

これらの部屋で、障害児は自ら物に触れ、調べ、音を聞き、誰からの指図も受けないで自分に必要な時間だけいてさまざまなことを学習していくのだ。そして、その体験や喜びを、介護者や療法士とともに共有していくのである。介護者や療法士は、普段の指導的な立場から離れて子どもたちのリードに従い、彼らと同等の能力レベルに立ち、彼らの世界を共有しながらコミュニケーションの促進を図っていく。これに、スヌーズレンの意義があるのだといえる。

オランダやベルギーには、大規模な「スヌーズレンセンター」が数ヵ所あり、今では知的障害者だけではなく、身体障害者もそのセンターでスヌーズレンを堪能している。

このスヌーズレンのコンセプトを、イギリスのチェスターフィールドにある「アシュグリーンセンター（Ash Green）」の作業療法士のジョー・キューイン（Joe Kewin）氏と臨床心理学者のロジャー・ハッチンソン（Roger Hutchinson）氏が取り入れ、さらにその効果を理論的に究明し立証したのである。彼らはまた、五感だけではなく運動感覚も取り入れ、より進んだスヌーズレンへと発展させていった。彼らの著書『感覚と障害（The Sensations and Disability）』（ROMPA, 1994）を読んだり、彼らと話す機会に恵まれると、現在実施中のスヌーズレンの効果を次のように教えてくれる。

「スヌーズレンを利用していると、患者と介護者との信頼関係、連帯感、平等関係などの相互関係が促進されていきます。壊れかけた親子関係などを、日常とは違う楽しさや喜びの世界をリラックスした状態で共有することで、修復したり緩和したりできるのです」

「基礎となる感覚をあらゆる方向から刺激することによって彼らの感覚や知覚能力を拡大し、

ストレスを軽減することによって患者が往々にして内側に向けてしまう感情を外側へ向けるなど、幅広い展開が得られます」

「患者のくつろいだ様子や、患者自らが自主的に選択する行為を発見したりと、患者のなす表現を観察することによって手がかりが得られ、介護者や療法士にも、小さいながら確かな治療の手応えや達成感が得られるのです」

もちろん、従来の訓練もそれなりに必要で、それらを放棄してまでこのスヌーズレンだけをするわけではない。このスヌーズレンは、それらの代わりには決してならないが、従来の訓練の補充として、また個々の感覚を統合し充電する場所として、平行して使用すれば最高の治療効果が得られると思う。

イギリスでは、現在、大小のスヌーズレンがハビリテーリングセンターだけでなく、イギリス全土のコミュニティハウスやグループホームなどに六〇〇ヵ所以上設立されている。スウェーデンでも一九九〇年代の前半に、ストックホルム、リーンショーピング、ゲーテボルグ、ルンドと、次から次へと大きなスヌーズレンセンターが設立された。スヌーズレンに早くから興味をもっていた私は、運よくこのプロジェクトをハビリテーリングセンターで推進する担当者になった。これはもちろん、嬉しかったのと同時に大きな責任も担うことになった。推進計画には緻密なプランが必要とされ、難しくもあったがそれだけに楽しくもあった。

特別に私が重点を置いたのは、何が目的で誰が利用するのかということである。何らかの機能障害をもった人たちが楽しく利用できるように、床のマットの一部分を取り除いたり、知覚感覚障害のある人にも利用できるように、ホワイトルームには刺激効果のある遊具やオモチャの量を少なくしたりした。ホワイトルームというリラックスする部屋と、活動を目的とするアクティビティルームとを、目的に応じてきちんと区分けし、それぞれの用途にあうように、細かいところまで考えてプランニングした。ほかの所に比べて結構早くでき上がったハビリテーリングセンターの地下にある二つのスヌーズレンは、もうすでに五年以上が経過しており、毎日さまざまな形で利用されている。利用者の反応も好評で、見学・視察に来る人も後を絶たない。

スヌーズレンを利用する患者は、軽度から重度の身体障害者、知的障害者、自閉症者、拒食症、精神科の患者などいろいろで、幼児から青年までを対象にしているハビリテーリングセンターなのに、なぜか成人心理療法グループにも利用されている。

その利用方法はいろいろで、たとえば一人の知的障害者が、自分の指を目の中に押し込むような異常行為をする悪癖があるとすると、この人は何か指に代わる刺激を目に求めているわけだから、スヌーズレンに置いてある視覚を刺激する機器を利用することになる。二〇〇本もの「ガラスファイバーオプティックス」と呼ばれる細いナイロンの糸が壁からぶら下がっていたり、無造作にマットの上に投げ出されていたりして、その中を色鮮やかな光が通過する。それをこの人に持たせると、この人はそれを手に取り、目にかざして光の流れを視覚に感じ取るようになる。

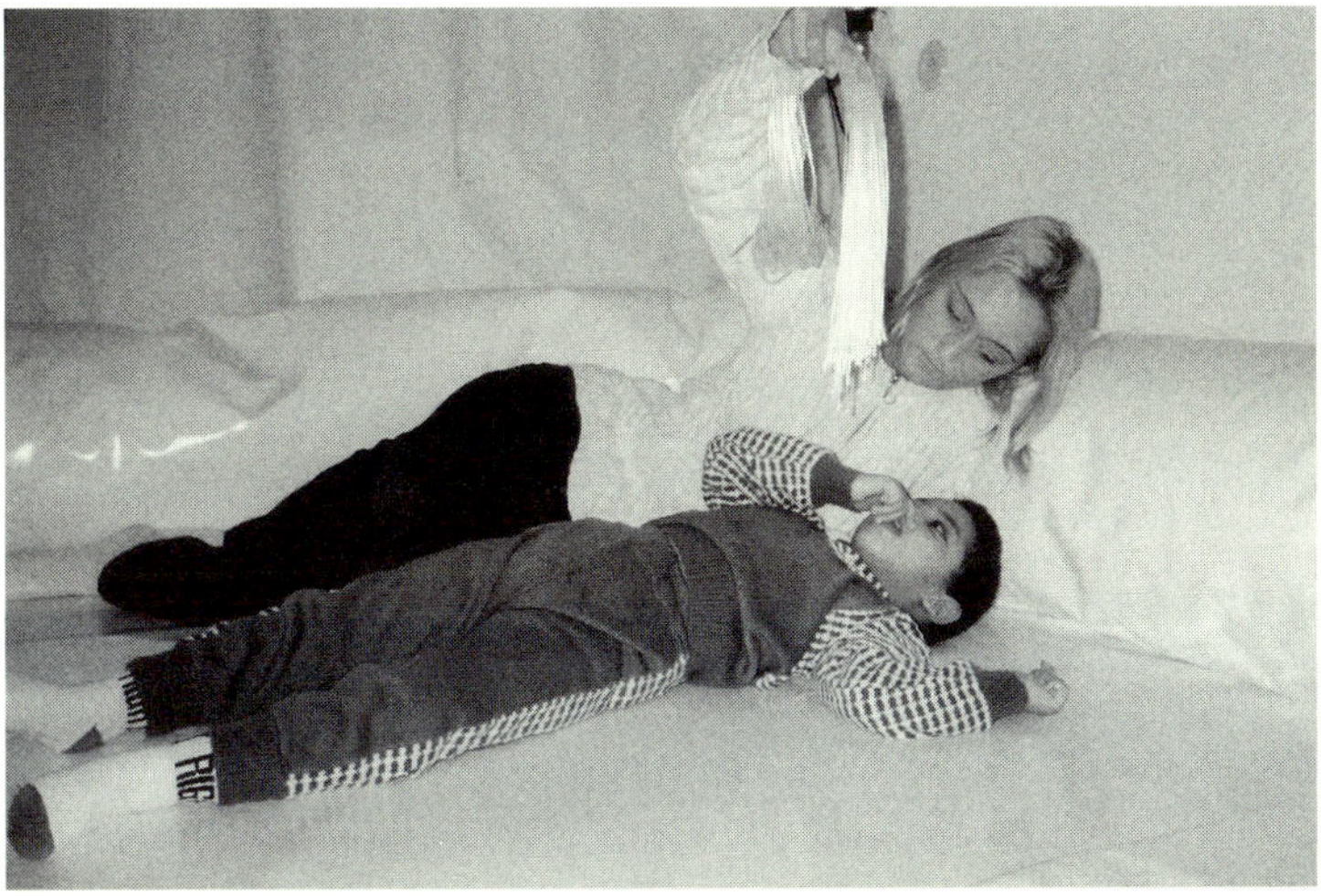

ホワイトルームでリラックス

これが指の代わりとなり、目を痛めなくてすむようになる。

また、頭をゴツゴツ自らの手でたたく自己損傷癖のある人には、ホワイトルームでリラックスしながら環境音楽のバイブレーションを身体や頭に強く感じさせたり、手で抱えられないほどの大きなドラムをたたくことや、音に反応するぬいぐるみなど、この損傷行為の代わりになるものを見つけることになる。

拒食や過食症の少女も、毎日ホワイトルームに、食後のひと時をリラックスするためにやって来る。そうすれば、食べた物を吐き出したりしなくてすむ。また、拒食症の人は、自分の身体の大きさや太さが把握できなくなっているので、ボールプールに身体全体を沈め、ボールの触れる感触で自覚を促そうともしている。つまり、鏡に映る身体がたとえガリガリにやせ細っていても、視覚と触覚と自覚が狂っているために太っていると感じるらしく、これを周囲のボールに肌をじかに触れさせることで身体の細さの感触を感じさせようとするものだ。

拒食や過食症になりやすい人は、周囲からの過大な要求もあるのだが、自らもパーフェクトにそれにこたえようとする性格の人が多い。スヌーズレンでは、一切外部からの要求を受け付けないのが特徴なので、この部屋にいるときは自分自身が主役となり、また自分のための時間と空間を得ることが目的なので、この傾向の人たちにとっては過ごしやすい空間となるのだ。

片側麻痺などの軽度の子どもは、アクティビティルームで遊びながら、マットレスの階段などを上り下りして平衡感覚や運動感覚を養う。軟らかい滑り台をゴロゴロと転びながら下りていくことで方向感覚を知覚したり、小さいボールがいっぱい入っているボールプールの中で戯れ、ともすれば転びそうになるのを支えるために必要な立位の基本感覚を遊びの中で習得したりする。遊びながら訓練できるため、指導者が訓練を促すことに苦労しなくてすむし、良質で積極的な訓練が自然な形で行われることになる。


私の担当している、小頭症の子どもの実例を紹介する。

マルクスが私のところへ依頼書を通じて現れたのは、まだ小学一年生の特別学級が始まったばかりのときであった。自由に動くマルクスは、一見するだけでは健常児と何ら変わらない。両親は両方とも現役の弁護士で、多忙な合間にではあるが子どもの心配をしている。七歳のマルクスは、発語もなく、言語療法士が教える手話もなかなか覚えられない。両親は、学校で鉛筆を握らないので手の機能が劣っているのかもしれないと思い、その機能評価のために私のところに来たのである。

私は手の評価法を基本に検査してみたが、手の握力が少し弱いこと以外、指や手の動きには何ら支障がないことが分かった。知的能力が遅れている子どもは、往々にしてそれに比例して運動能力の発達も遅れていることが多い。手の機能を心配するよりも、検査中、視線を合わせようとしないで身体をユラユラ動かして自分の世界へ入り込む、彼の自閉症傾向の方が私には心配だった。私はそのことを両親と相談して、治療の一環としてスヌーズレンを利用したい旨を伝えた。

それから週一回、マルクスは学校専用のアシスタントとともに私のところへ訪れるようになった。青い大きな瞳に尖り気味の鼻や口元は、小鳥を想像させる。スヌーズレンの入り口で、私はADL訓練も兼ねてマルクスに上着と靴を脱ぐように指示する。なるべく自分でするように仕向けるので、初めはこれだけのことにも時間をとられた。

アクティビティルームを選んで、ここで数々の感覚刺激を試みることに決めていた。部屋の中へ入ったマルクスは、目を見張り一瞬硬直していたが、それからすぐにボールプールへ入ったり壁に掛かっているオモチャを手で触って調べ始めたりした。私はもちろん、彼の好きなままにさせて、その後から真似をしていった。マルクスがボールプールに飛び込めば私も同じようにし、マットレスの上を這えばそれに従った。マルクスの発達レベルに合わせ、彼の視覚で物事を見てみようと、同じような動作を試みたのである。たとえ週一回でも、回を重ねるごとにマルクスは活発になり、ふと私が後を追っているのに気が付いたのか、私が来るのを待つようになった。マルクスがする半端な手話も初めは解読できないでいたのだが、簡単なことは分かるようになってきたし、それ以上に変化が見られたのは、会うたびに嬉しそうに私の視線を一瞬だが受け止めることだった。

半年がすぎたころ、学校のミーティングで、体育の先生がマルクスの運動能力の変化を教えてくれた。それによると、マルクスはバランスをとって低い平均台が歩けるようになったし、かつてはボール遊びなどしなかったのに、それもするようになったそうだ。さらに驚いたのが、マットの上で前転ができるようになったという。実はその結果に対して、私には何の不思議もなかったのである。というのも、マルクスはスヌーズレンでボールプールに頭から飛び込んだり後ろ向きに反転したり、柔らかいアンバランスなマットレスの上を歩いたり這ったりと、思いっきり遊んでいるのを何度も見ていたからだ。手の機能にしても、ボールを投げたり転がしたり、オモチャを自由自在に操っているのを見ている。きっと、スヌーズレンで培った自信が、体育の時間に無意識に表面化しただけだろう。

このマルクスとは、すでにスヌーズレンで二年間も治療を続けているわけだが、彼はなかなか飽きないようだ。新しい遊びを次から次へと工夫して、自ら楽しんでいるようだ。音の出るボールをボールプールに投げ込んで隠し、その後、そのボールの音だけを頼りに探したり、壁に反射しているスポットライトは、実はプロジェクターからの光がミラーボールに反射して壁に映っているのだと発見したりしている。まだまだこの部屋には、彼が発見したり興味を持続させるものがあるようだ。

自閉症の子どもが嫌う特徴としてスキンシップがある。これをマルクスもずーっと拒んでいた。視線を合わせないと同時に、握手したり頭を撫でたり、挨拶代わりの抱擁もマルクスは拒否していたのである。しかし最近は、私との鬼ごっこが楽しみらしく、会うたびにスヌーズレンで鬼ごっこをする。初めは私に鬼役をやらせて当人は嬉々として逃げ回っているだけだったが、しばらくしてからは、捕まえるときに強制的にマルクスの腕をつかまえて、二人でボールプールの中へ転がり込んだりした。次に、鬼役をやってもらうように仕向けると、最初は私の腕に触ることができないで空《くう》をつかんでいたのが、今では私の服をつかんで捕まえられるまでになった。

前述したように、ハビリテーリングセンターのスヌーズレンは、スタッフだけでなく特別学級の教員と子どもや、児童精神科のスタッフなどにも幅広く利用してもらっている。これが口コミで話題となり、利用者も増えた。一体どのように利用しているのか知りたいなどと、スウェーデン国内に限らず国外からも見学や視察に来る人々が増えた。スヌーズレンをつくるときには数少ないスヌーズレンの講習にも出掛け、イギリスではロジャー氏やジョー氏から直々に講習を受けたり見学したりして思い出深いものになったが、現在では逆に、私もスヌーズレンを普及するお手伝いをしている。

三年前、健常児の通う小学校にも出向いて、職員にスヌーズレンの説明をした。動き回る子どもやストレスを感じる子ども、そのほか精神的に弱い子どもなど、このスヌーズレンにはいろいろな人が利用価値を見いだすことができるのだ。そして、このスヌーズレンが初めて普通小学校にも導入された。身体全体がリラックスするので、精神的にも肉体的にも柔軟になり、物事への集中力も高まってきていると評判もよく、いろいろな効果が得られるとしてほかの学校にも広がり始めている。こんなふうに、小学校などストレスの多い普通学校へもどんどん広がっているのだが、この試みはスウェーデンが初めてではないだろうか。

しかし、スヌーズレンをつくるのがあまりにも簡単なので、それを利用する目的を見失いやすい危険があるので、つくる人たちは多大な注意を払わなければならない。目的は、利用する場所や利用者の対象によって著しく違ってくると思うが、スヌーズレンのコンセプトをわきまえて、なぜ、誰のために、どのような目的で、どういうふうに利用するのかなど、よく検討してつくれば誰にとっても素晴らしい効果が得られるはずである。

スヌーズレンを最大限に利用し、超重度障害児を受け入れている保育園があるので紹介する。健常児の通う同じ保育園の敷地内の一角に、障害児を受け入れている特別のクラスがある。一歳から六歳までの六人の児童に、特別教育教員、保母、アシスタントなどの五人が担当している。朝、母親に連れられたり、アシスタントとともに移送タクシーで来た子どもは、ラベンダーの香りが充満している玄関に入る。そのときに必ず、入り口の隣にぶら下がっている、メタルでできた風鈴についた紐を引っ張って音を出させる。こうすることによって、子どもに保育園に入ったことを感じさせているのである。朝の集まりのときには教師が縦笛を吹き、その音色に合わせて、ハーブの入った小さな袋を順番に子どもたちに回している。毎日の日課を繰り返すことが、この子どもたちには重要なのである。

部屋の中には、天井から、感覚を刺激させる色とりどりの面白い器具がぶら下がっている。ブランコがベッド用と座椅子用と二種類あって、子どもがブランコをしている間は音楽が鳴っている。日課となっているマッサージのときも、マッサージ台の横には特別な音楽がセットしてあり、使用しているマッサージオイルも常に同じ香りのものを使っている。裸になっても寒くないように、天井には赤外線が設置されて暖かくしてある。アシスタントとともに入るバスタブは、ジャグジーで泡が出てきて、身体全体を水流で心地よく刺激しているのだ。

ワンタッチで音の出るオモチャや、腕や足に巻きつけたオモチャが小さな音を立てている。室内のコーナーには、寝転がったまま頭を揺らすだけで音や香りや風が出る装置があったりするなど、スタッフたちはいろいろな感覚刺激の方法を屈指している。ボール遊びのアクティビティルームもホワイトルームも、一つの部屋の中にある。また、食事のときの合図の鈴とか、お昼寝のときの環境音楽、外でのお遊びの時間の合図などもそれぞれ決まっている。毎日それを繰り返すことによって、意思表示のできない子どもにも、感覚としてそれぞれの違いをとらえることができるようになるのである。子どもたちの表情も非常に穏やかだ。

感覚が主体のスヌーズレンなので、このように文章において説明しても納得できないところが多々あると思う。もし、読者のみなさんが北欧やイギリスを訪れる機会があれば、ぜひスヌーズレンセンターを訪問して、自分の眼で見、身体で体験してもらいたい。小規模のスヌーズレンなら至る所にあるし、ブームとして広がってもいるので、どこに行っても必ずスヌーズレンに触れることができる。

世界に目を向けると、スウェーデンはもとより、北欧諸国、ドイツ、アメリカ、カナダにも静かなブームとして広がっている。二年前には、ポーランドに出張する機会を得て、障害者センターでスヌーズレンについての説明会を開いた。日本では、一九九八年九月に、東京と大阪でスヌーズレンの初セミナーがジョー・キューイン（Joe Kewin）氏を迎えて開かれた。私もそのとき同行して、スウェーデンのスヌーズレンを実践する者として紹介する機会を与えられた。大勢の聴衆の目が、新しい興味がわいて輝いてくるのを見て、日本にもすでにスヌーズレンは上陸しているのだと実感したことを覚えている。障害者、高齢者のための福祉が渇望されている日本で、スヌーズレンがどのように活用されるのかまだ白紙の状態で分からないが、これから先が非常に興味深く、楽しみであることは言うまでもないことだ。

私の唯一の願いは、スヌーズレンのコンセプトを基本に、日本独特のホワイトルームやアクティビティルームをつくり上げて欲しいということだ。たとえば、床には足の裏を刺激する日本古来のむしろ、ござ、竹を組み合わせた床、また聴覚を刺激する風鈴、シシオドシ、触覚を刺激するのれん、すだれ、灯籠、視覚を刺激する万華鏡など、周りを見ればスヌーズレンに適した物がふんだんにある。それにミラーボールやスポットライトでライティング効果を取り込めば、とても素敵な日本的なスヌーズレンができ上がるのではないだろうか。なぜ、日本的な材質を使用するようにすすめるかといえば、日本の障害者が身近にあるものを体験することが目的で、あそこで触れたことがある、これはここで聞いたなどと思い出して自覚することに、スヌーズレンの感覚統合の意義があるからである。そんなスヌーズレンができ上がることを夢みているので、つくりたい人があれば、世界の果てからどこまでもはせ参じたいと思っている。

一九九七年に、初の世界スヌーズレン学会がイギリスで開かれ、一九九八年にはドイツで第二回目、さらに一九九九年には第三回目がカナダで開かれた。世界的なブームだけでは終わらない確固としたものになるよう普段から願っていることもあって、学会に参加することによって世界の人々と意見交換して、その揺るぎないスヌーズレンのエネルギーを深く感じることができて非常に喜んでいる。そして、世界の障害者のために、よりいっそうの普及を願っている。

10 スカンジナビア間の医療福祉の様子は？

これまで私は、スウェーデンにおける子どもたちのハビリテーリングについて述べてきたが、少しここで近国に目を向けたいと思う。

私がハビリを担当している子どもの母親に、デンマーク人がいる。ティーナ・イエンセン（Tina Jenssen）といって、マルメに住んでいるが、水中翼船でオーレスンド海峡を越えて、四〇分程度で行けるコペンハーゲンで私と同じく作業療法士として働いていた。文字通り、両国を股にかけて通勤していたのだ。

かつて彼女は、スウェーデン人の男性と一緒に住んでいたのでマルメに住むことを当然としていて、大学もルンド大学の作業療法科を卒業している。その後離婚して、子ども二人を抱える母子家庭となったのだが、下の子どものヨーエルが、染色体異常が原因の「アンゲルマン病」にかかっているらしい。「いるらしい」というのは、まだはっきりと病名として判断されたわけではなくて、まだ調査の段階だからだ。

食事や睡眠に異常をきたし、知的、身体ともに発育が著しく遅れていて、三歳になるがまだ歩けない。別名「ハッピーパペットシンドローム」と呼ばれていて、名前の通りハッピーな感じでいつもニコニコ笑っている、一種独特の不思議な病気だ。俗に「幸せな人形」とでもいうのだろうか、ヨーエルの下唇は少し大きくて、出会うたびに大きな笑顔で迎えてくれる。成長しても発語がなく、よく喋っても数えるほどの言葉しか話さない。でも、大輪のように可愛い笑顔なのだ。通常、目は青色が特徴らしいが、ヨーエルは黒に近い深い茶色をしている。プラチナブロンドの軟らかい髪に、弱視なので瓶底眼鏡をかけているが、目が大きく輝いて非常に可愛い。母親のティーナは、このヨーエルが生まれたのとほとんど同時にご主人と別れている。

障害児を産むと夫婦仲に支障をきたす、というのが実際によく聞く話だ。ティーナは、産休に入るまでデンマークで働いていた。子どもが障害をもっていると分かって以来、彼女はデンマークとスウェーデンの福祉の狭間でいろいろな問題に出合い、複雑な規則と一人で戦っている。尊敬に値するほど気丈夫な人で、マスメディアにも政治家にも訴えていた。いろいろな意味において興味深く、彼女にその辺の事情を直接尋ねてみたので、インタビュー方式で伝えたい。

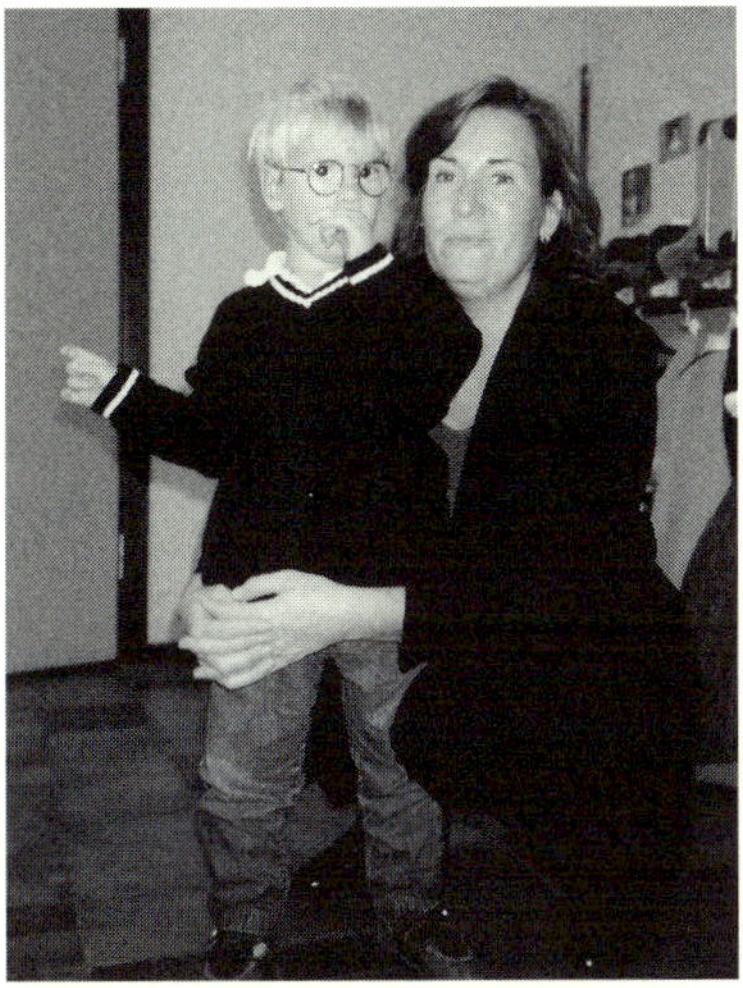

ティーナとヨーエル

河本——医療面において、スウェーデンとデンマークとの違いは何だと思う？

ティーナ——両方とも医療組織はスタンダードで、大して変わらないと思う。でも、隣国だけど文化の違いはしばしば感じるわ。コペンハーゲンが大都市だからという都市化された現象だけではなく、マルメに限らず、もちろんストックホルムと比較しても大きな違いがあると思う。たとえば、デンマークの救急科ではたくさんの患者が右往左往していて、廊下で血を流している患者もあふれているし、その合間を白衣の職員が慌ただしく飛び回っていたりと、ちょっとしたアメリカのテレビドラマのような生々しい喧騒さがある。でも、スウェーデンでは絶対にそうはならない（ものすごく、この「絶対」を強調した口調で言う）。律儀なのかシステム化がそうしているのか、患者は受付で氏名を名乗り手続きをすませ、広大な待合室でおとなしく待っているし、看護婦に呼ばれて通される所も個室で広く、職員もゆっくりとしている。とにかく、救急患者と医療職員とが慌ただしく混乱する状態には決してならなくて、いつも閑散としている。

河本——どうして、そんな違いが出るのだろう？

ティーナ——たぶん、血の気の多い南方民族の末裔であるデンマーク人と、ゲルマン系の何事にも秩序を乱さないスウェーデン人の潔癖なメンタリティがもともと違うのかもしれないわ。家庭一つ取り上げても、違いは一目瞭然だと思う。デンマークでは雑然としたインテリアに一種の温かさを見いだすけれども、スウェーデンでは整然とした空間を大切にしている。この対照的なところに、文化の違いが宿っているのだろうと思う。だから、私のクラスメートのスウェーデン人たちもデンマークに移って仕事を始めたけれど、デンマーク人のルーズさや人をあざ笑ったような鋭くて粘りのあるジョークにはついていけなくて、早々に辞めてしまったのだと思う。

河本――言葉の難しさではなくて？

ティーナ――それもあるけど、それ以上に気質の問題だと思うわ。

河本――一九九六年から両国の税金システムが変わったけれども、その影響は？

ティーナ――デンマークまで通勤している人で、一九九六年前までに就職した人はスウェーデンで税金を払っているけれども、それ以後の人はデンマークで税金を払っているの。私はスウェーデン。こちらの方が税金が安いから得をしてる（笑）。作業療法士としての初任給は二万クローネ強ぐらいで、スウェーデンでは一万六千に満たず非常に安い（ちなみに、二〇〇〇年一月現在のレートは、デンマーク・クローネ＝約一五円、スウェーデン・クローネ＝約一三円です）。

河本――ずいぶん大きな違いね。スウェーデンの作業療法士の流出が多いわけだ！

ティーナ――ただ、今さっき言ったように、長続きはしないと思うわ。確かに、デンマークでは高齢者人口が増加しているために作業療法士が欲しくてたまらない。しかし、スウェーデンではどこでも雇用ストップがかかっているので代理での起用でしかない（正規社員の人が産休や学習休みなどの理由で長期間いない場合、新しい人が短期の期限付きで代理採用される。

正規の人は、雇用保障があって簡単には解雇できない）。しかし、誰もそんなことは望んでいないわ。それに、その代理の人が長期学習なんかでいなくなると、さらに代理の代理でしか採用されない。そうなると、本採用の保障がないので自然と隣国に目が向くのだろうけど。

河本——そうそう、ノルウェーからもリクルートがあったし、スウェーデンとしては、国が高いお金をかけて教育（個人の授業料負担は一切なし）した医師や医療に携わるスタッフがどんどん国外に流出しているのが現状で、国は頭を抱えているのね。

ティーナ——私もスウェーデンの作業療法学科を出たのだけれど、教育は断然スウェーデンの方がよいと思う。作業療法学科も大学の医学部だし、デンマークではいまだ専門学校だから。技術面の教育は、スウェーデンの方が充実しているみたい。看護婦も、医者がする技術を少しは会得している。でも、どちらかと言えばデンマークでは、医療技術よりも患者の介護や看護に力を入れて教育していると思う。どちらがよいのか甲乙はつけ難いけれど、どちらも正しいと思う。たぶん、民族性の違いかもしれない。それからお給料の話だけど、確かにデンマークの給料は高いけれど、失業保険や国民年金保険など、直接デンマークで給料から引かれるから正味一万八千クローネぐらいしか手元に残らない。その上、その後にスウェーデンで税金を払っているから……。

河本——でも、スウェーデンの初任給よりはよい。税金を引かれても、手元に残る金額には完全な違いがあるし……。さて、安月給を論じると長くなるので……（笑）。今回、テレビのニユースで、スウェーデンとデンマークとどちらの国がティーナの雇用保障をするべきかという問題が取り上げられたんだけれど、それはどうなったの？

ティーナ――雇用安定の保障問題というか、デンマークでは私が病気になって休めるのは有給で一二〇日だけなの。それ以上は、病気か事故で働けなくなったら解雇されて、給料なしで生活していくためには家や自動車を売り飛ばすほかなくなるってわけ。

河本――ええっ？　でも、生活保護はあるのでしょう？

ティーナ――そう、それに頼らなければならなくなるわ。でも、スウェーデンでは医師の証明があれば有給休職が長年許されてるし、個人的な無給休職もある程度は許可されているでしょう。私の場合は、一にも二にも上司の意志によって許可されるので、必ず職場に作業療法士が必要であっても、私が長期休暇を申し出ると即刻退職させられるかもしれないから、退職を覚悟で休暇願を出さなければならないの。一番の問題は子どもが病気になったとき。スウェーデンでは子どもの看病休暇と手当てが出て、休んだ分の給料の減額も少なくてすむでしょう。でも、デンマークではそれがない。ヨーエルが病気になったとき、スウェーデンの国民保険センターに連絡したら、「あなたはデンマークで仕事しているので、デンマークに連絡して下さい！」という返事をもらってびっくりしたわ。それで、デンマークの社会福祉課（国民保険制度はない）に問い合わせてみると、「あなたはスウェーデンに居住しているのでここでは受け付けません！」という冷たい返事。自分は正当に労働しているし、税金もちゃんと納めているから、それ相当の保護を受ける権利があるはずだと言っても、どこも聞いてはくれなかったわ。だから、政治家にも訴えたし、ＥＵにも告訴したのよ。それが理由で、ブリュッセルにある権利相談委員会がすでに検証を始めてくれてはいる。戦いは始まったばかりよ。

失業者の多い現在では、これからどんどん労働者が他国に流出することは防ぎようがないと思う。だから私のように、両国間の狭間で正当な権利も認められなくて苦しんでいる人もたくさん出てくると思うわ。一日も早く、国境を越えた法律が共同で作成されて欲しいわ。

河本――うーん、なるほど。でも、あなたはスウェーデンの身障者に向けて出る特別介護手当てを、ヨーエルのために国民保険から受け取っているのでしょう?

ティーナ――それは、一〇〇パーセントもらってる。月に七千クローネほどね。そのほか、住宅手当て、扶養手当てなど。でも、児童手当てはデンマークからもらってるの。

河本――そんな馬鹿な?

ティーナ――おかしいでしょ。どちらの国が何を支払うかなどの規制が全然ない。そんなずさんな面があること自体おかしいわよね。私としてみれば、クローネのレートがデンマークの方が高いので、児童手当てがデンマークから出るのは助かっているけど（笑）。

河本――最後に、ちょっと飛躍するかもしれないけれど、もしどちらかの医療福祉を選ぶとしたら、今のあなたの状態ではどちらの国を選ぶのかしら?

ティーナ――子どもたちはここで生まれたのだし、大都市には住みたくないし、ヨーエルが身障者であることを考えたらやっぱりスウェーデンね。この国の住宅改造、自動車改造や補助器具システムは、どれを取っても素晴らしいから。それに、身障者がとにかく法律的にも人道的にも認められているし、優遇されているわけだから。デンマークもハイスタンダードだけれど、高齢者福祉を別にして、まだそこのところはスウェーデンの方が充実していると思う。もし、今の職場を解雇されたら非常に難しいけれど、ここで仕事を探すよりほかないわね！

ティーナは、デンマーク語の訛りを残したまま語ってくれた。彼女は一人だけれど、自分の権利を得るために闘っている。泣き寝入りは絶対にしない、自分が正当である以上闘う、と豪語する。見ていて、勇ましいし頼もしくもある。「母は強し」という言葉をふと思い出した。

このインタビューをしてから月日がたって、情勢が変わった。結局、彼女は解雇されたのだが、ヨーエルが障害者としてLSS法（三二ページ参照）に属すると決定されてからは、母親のティーナをヨーエル個人の介護人として雇う給料がスウェーデンから出ることになったのだ。解雇はされたが失業はしなく、永久就職をした形になった。もし、彼女が作業療法士として別の所で働くことになれば、その給料はほかの介護人を雇うために支払われることになる。ヨーエルは、まだ、四九ページで述べたコレベッケン保育園に通っている。

また、新しい家を買ったのはよいがとても狭くて、ヨーエルに必要な補助器具を置く場所がないために、ティーナは担当の私と相談して住宅改造の援助システムを利用した。部屋の建て増しとバスルームの改造、そして階段には座席用のエレベーターも取り付けた。

一見、素晴らしく余裕のある生活に見えるが、夜もほとんど熟睡しないヨーエルは、日中も手に取る物を何でも口に入れるので目が離せず、一分たりとて座っていられない活発さが原因で、ティーナがひと息つく暇さえ与えない。それでも、最近は彼女も落ち着いてきたのか、ほかの障害児をもつ母親たちとの交流も始めて、生き生きとした毎日を送っている。

11 骨形成異常症（骨化不全症）のクリスチャン

スカンジナビア間だけでなく、日本との交流も始めたクリスチャンを紹介する。クリスチャンはハビリテーリングセンターに訪れる患者の一人で、「骨形成異常症」という稀なる運命を背負っている。この病気は先天的に骨が非常にもろいというもので、出産時に狭い産道を通過して生まれてくるときには、すでに数ヵ所の骨を折ってしまっているという痛々しいものだ。骨の形成に甚だしい障害があって、通称「ロブスター病」とも呼ばれている。その名の通り、頭は大きく成長するが、体や手足はほとんど成長しないまま小さく、ぱっと見た目にエビを連想させる。九〇〇万人弱のスウェーデンの人口に対して、毎年五人から一〇人ほどがこの病気をもって生まれてくる。腕を二度か三度骨折したぐらいの、健常者より多少骨がもろいという軽度の人から、完全なるエビスタイルの重度の人まで、症状はさまざまだ。

クリスチャンは、このハビリテーリングセンターに生まれたときから通院している。そしてある日、作業療法士としてここに転勤してきた私は、初めて彼と会うことになった。

当日、待合室へ行くと、大きな電動車椅子がデーンと私に背を向けて待っていた。挨拶するためにグルリと前方に回ると、椅子の中にすっぽりと収まった赤ちゃんほどの身体があった。そして、身体全体の半分もあるデフォルメされた大きな頭にギョロリと剥き出した目が、私をにこやかに迎えてくれた。白人特有の白い肌ではなく、もう少しメラニン色素が濃いければ、映画のETと向かい合っている錯覚に陥る。握手する手をそっと握ると、一瞬ハッとする。小さな手はプヨプヨと軟らかく、お豆腐と握手しているような感触なのだ。指の骨や、関節らしきものの手応えがまったくない。クリスチャンは、自分専属のアシスタントを私に紹介してくれた。代理であり唯一の友人でもあるアシスタントは、彼にとってはなくてはならない存在なのだ。クリスチャンをサポートする彼の手は、対照的にゴツゴツと骨張っていた。

古い拡声器を通したようなしゃがれた声だけど、クリスチャンははっきりとしたものの言い方をする。彼から作業療法士（つまり私）への依頼用件は、彼の左腕が布切れのようにただぶら下がっているだけで活用できないから、何とか外側から補強できないだろうかということだった。あれこれと知恵を絞りながら提案して話すうちに、私はクリスチャンの独特のユーモアにすっかり引き込まれて、声を上げて笑っていた。

当時、彼は普通高校に通ってコンピューター科を選考していた。

「コンピューターのほかにあまり得意な科目はないね。うーん、強いて言えば木工かな……しなくてすむから！（笑）。もちろん、選択科目に入っているよ。これでも結構器用なんだから、何でもつくってしまうのさ。頭脳は僕だから失敗なし！」

アシスタントが横から自分の両手を差し出して、「この手が器用なんだよ」と、ヒラヒラさせて笑っている。クリスチャンが笑うと、身体全体が手毬のように車椅子の中で弾んでいる。

小さいころは、積み木を重ねて遊んでいただけでも骨が折れたことがあるそうだ。何度も骨折を重ね、体重の重さで腕は湾曲してしまっている。腕の周囲や長さを測るために、薄いガラス製品を運ぶように慎重にそっと持ち上げる。左腕の骨は鉛筆のように細い。つかむと粉々に砕けてしまうのではないかと不安になる。結局、水泳にも使用できるダイバー用の布地で腕を包み、添え木の要領でスプリント用の材質を二本の芯として入れることにした。持ち上げる力も非常に弱いので、なるべく軽くつくらなければならなかった。使用し始めのころは、腕を持ち上げる肩が少し痛かったらしいが、それもつかの間で、慣れるとそれが離せなくなっていた。

つい最近だが、テレビのドキュメンタリー番組で、骨形成異常症のイギリスの少年に、骨を支えるためのメタル板を手術で直接腕や足に入れるのを紹介していた。彼は、自分の足で自分の身体を支え、自分の力で歩きたいと必死に願っていた。手術後、歩行バーにもたれながらも恐る恐る出す初めの一歩と、それが成功した後の笑顔は感動的だった。

クリスチャンの骨は、たぶん彼以上に細く身体もアンバランスで、そんな手術も不可能だったに違いない。彼は、私のつくった支えをいまだに重宝してくれている。

私は、住宅改造や補助器具の援助のために、何度も彼や彼の家族に会った。母親はおっとりしていて優しく、父親は活動力のある人で、そして七つ年下の弟がいた。いつ会っても明るい笑い声のある恵まれた環境で、暗いイメージは一つもない。でも、両親によると、クリスチャンが生まれて間もないころはずいぶん暗かったという。彼の病気は、骨形成異常症の中でも深刻なものであった。医者からは、クリスチャンの命は長くて数ヵ月、よくもって一年と宣告されていたのだ。ところが、彼の命は未知なる力に導かれているように強かった。一年がすぎ、五年という境界線も優に超えた。両親は遠い将来は見ずに、目前の明日だけを見つめようと決めて毎日を過ごしたという。

妊娠して誕生を迎えるまで、五体満足である赤ちゃんを願って待つばかりの家族に、このように突然、障害をもった子どもが生まれる。そのときの戸惑いを、実体験のあるアメリカの記者が旅行にたとえて次のように語っていた。

「自分たちはヨーロッパのオランダへ行こうと目標を定め、そのためにいろいろなプランを立てた。旅行案内のパンフレットを集め、目ぼしい観光名所をチェックし、航空券を手に入れ、ホテルの予約をして、会話の勉強もした。そして、準備万端整って、飛行機に乗ってやっと長年の目的を達成するために飛び立った。しかし、突如飛行機は空中旋回して、着陸した所はオランダではなくトルコだった。言葉も分からないし、パンフレットもないし、ホテルの予約もない。ただただ飛行場にたたずんで、途方にくれるばかりだった。誰に聞いてもオランダ行きの飛行機はなく、二度とアメリカには帰れない事実を認めざるを得ない。その事実を知った段階で、私たちは初めてその国の言葉を覚える努力を始め、その国での生活を少しでも堪能し、愛するように、その日その日を見つめて暮らしていくようになった。

それが、突如障害児を産み、その子どもを我が子として接し、改めて言葉を覚え、障害の専門知識を覚えていく気持ちなのです」

障害をもって生まれた子どもを家族のメンバーとして、そして、引き返すことのできない事実をあるがままのこととしてとらえるのは非常に難しいし苦しいことであろう。未来のことは考えないで明日のことだけを考えるというクリスチャンの家族の温かい目には、時の流れを進行形ではなく、今という瞬間をとらえようとして生きてきたことがよく映し出されている。

今では、クリスチャンの骨も安定していて、もちろん無理はできないけれど普通の生活を営んでいる。いや、ひょっとすると、一般の家庭よりもコミュニケーションが豊かかもしれない。父親とクリスチャンの会話を聞いていると面白い。お互いが、いかにして相手を降参させようかと勝負しているように聞こえるのだ。

「この間お前がつくったオムレツ（クリスチャンが初めてトライした料理）は、あれは料理と言えない代物だったぞ！」と、大きなレストランのシェフでもある父親が言う。

「他人ができない味付けにトライするのが料理の醐醍味なのさ！」と、クリスチャンは負けじと言い返す。

「アンチョビを入れたオムレツに、さらに塩、コショウだからな。辛すぎて、コックとして認められないね」

「大衆食堂（父親のレストラン）の料理はつくらないね。お客は、優秀な味覚をもつ〝通〟な人一人で充分だよ」

「〝通〟な人って、ひょっとしてお前のことか？（笑）」

「ひょっとしてなくてもな！」

と、こんな具合に言いたい放題を言っては、お互いに突っ込みあっている。

あるとき父親が、「私の言い方は、クリスチャンにとっては少しきついのかもしれません。でも、彼が肢体不自由であるからと周りの者がみんな同情して優しくしていたら、彼は甘えて弱い人間になってしまいます。つらいかもしれないけれど、現実の厳しさを知らせるのは父親の役目だと思うのです」と、しんみりした表情で語ってくれた。父親の愛情の片鱗を見た気がした。

クリスチャンが小学校に上がるころの話だが、彼の父親は、自宅から石を投げれば届くくらいの距離にある小学校に願書を出した。近くの小学校ならば電動車椅子で通えるし、幼稚園から一緒の友達もいる。ところがコミューンは、重度障害児を受け入れる態勢の整ったムンケッタン基礎学校に行くようにとすすめてきた。市内とはいえかなり自宅から離れていて、送迎はコミューンの移送タクシーに頼らなければならない。願書を出した小学校の校長も、ムンケッタン基礎学校へ行くようすすめた。言葉はていねいだが、多くの問題を抱えるクリスチャンを敬遠しているのが見え見えだったと父親は言う。

スウェーデンでは、何度も言うが、どんなに重度障害児であっても子どもには教育を受ける権利があるとされ、学校側はその子どもを受け入れるべく努力をしなければならない。そして、態勢を整えるべきであると法律で定められている。もし、どうしても受け入れられない事情があるか、あるいは子どもが自らほかの地区の学校へ行きたいと要望するならば、その子どもの帰属する地区やコミューンは、受け入れ地区やコミューンに諸経費を支払わなければならない。このシステムは、時に莫大な経費の流出になるので、どの地区も自分の所で受け入れられるようにと努力している。また、子ども自身にも行きたい学校を選ぶ権利もあるので、絶対的な無理がない限り志望校に入学している。

両方の学校の是非を考えた上で、やはりクリスチャンは自宅から近い小学校を選んだ。学校側と家族が対立しながらも、数回にわたる交渉の会議を重ねた。入学の日が近づいてくる。クリスチャンたちは一歩も譲りたくない。法律もハビリテーリングセンターも、家族の後押しをした。

学校側との対立は、多少なりともいまだにある。私も何度となくこのような会議に出席して、障害児にとって一番よい方法を学校側が準備してくれるように交渉するのだ。障害児に対しての偏見が、平等なこの国においてさえあるのだ。その偏見は、障害児の障害が何たるかを知らない知識不足にほかならない。だから、私たちハビリテーリングセンターのスタッフは、このような会議に出席して障害児の個々の状況を説明する。中には、家族が無理難題を吹っかける場面にも遭遇することがあるが、そういうときは、なるべく事前に家族と話し合いの機会をもつように対処している。

何度も進行撤退を繰り返した結果、これまで一年生の教室が三階にあったのを一階に移動して、段差のある所にはスロープを取り付け、敷居のある所はそれを取り除き、地下にある食堂まではエレベーターをと、改造プランが取り決められた。クリスチャンの移動が可能なように、学校での活動範囲を考慮して学校の環境改善を図ったのである。また、クリスチャンには介添えが必要なので、一人のアシスタントを学校側は手配した。

クリスチャンが入学したときには、すべての工事が完了していた。しかし、喜びもつかの間、クリスチャンに初めて出会ったクラスの子ども、父兄たちは、クリスチャンのデフォルメした身体を一目見ただけで白い目を向けた。仲間に入れてもらえない、病気がうつるのではないかという嫌がらせ、身体が異様だから知能も遅れているのではないかという猜疑心、毎日イジメは付きまとったという。父兄会では、何度も説明させられたり、その都度父兄の応援や理解を頼むために歩いて回ったそうだ。

私も、クリスチャンのことではないが、受け持ちの障害児のクラスへ招かれて、障害とは何かをクラスの子どもたちに説明をしに行ったことがある。説明という言葉に頼らないで、私はそのとき、身体でそのことを知ってもらおうと、ドラマ教育の一環でもあるロールプレイを子どもたちにしてもらった。両手を使えないと仮定して口だけで絵を書いたり、隣の人とペアになって肩を組み、片手だけで一つのプレゼントを包んだり、目隠しをして教室の端から自分の座席を見つけたりと、障害をもつ難しさを体験してもらって好評を得たことがある。同じクラスにいた両足麻痺の子どもも、一緒になってプレイして喜んでいた。

障害児をもつ親とその苦しみは決して分かち合えないし、同じようにその理解もできないだろうが、そばからサポートすることはできるし、客観的に見ることのできる目をもつ人がそばにいるというのも貴重なのではないかと思う。作業療法士として傍らにいることが、その家族の力になるのではないかと思っている。

過去を回想しながら話すクリスチャンの父親は、今でも思い出す苦い経験に興奮してしまうのか、語る口調がマシンガンのように早くなる。世界に誇るスウェーデンの福祉システムの中でも、すべての恩恵が天から降ってわくわけではない。すべて一つ一つシステムと闘って勝ち得たものだ、と父親は豪語する。その口調の中には、失望と怒りと苦々しさがうかがわれた。

作業療法士という立場にいる私も、これにはふと考えさせられてしまう。クリスチャンの過去のカルテを読んでも、家庭訪問をしてみても、福祉システムの中でのサービスはフルに利用されているからだ。

住宅は両親の家を改造・増築して、クリスチャン専用のアパートが離れに設けられていた。台所は、上下移動できる棚や調理台が設置されてあり、スイッチ一つで動かせるようになっているし、バスルームには高低移動可能な電動式シャワーストレッチャーが取り付けられている。中庭には、クリスチャン専用のトレーニングプールもある。クリスチャンが自由に自活できるように、すべてが申し分ないほど準備されている。とにかく、自活ができるようにと願う両親の強靭な思いに、スタッフやコミューンの住宅建築援助係は可能な限りのサービスをし、惜しまず努力をしてきた。日本の障害児をもつ家族には、夢のような無料改造サービスなのである。でも、この父親の話を聞いていると、彼らはそういうふうには受け取ってはいないのだ。事あるごとにシステムの壁にぶつかり、そこで声を大にして叫び、粘って闘わなければ勝ち得なかったと言うのだ。

与える側と与えられる側のこの思いの相違、このギャップは、一体どこからくるのだろう。何が彼らをこんなふうに苦しくさせているのだろうと、深く考えさせられる。補助器具一つにしても、日ごろよりおとなしく黙っている人にはニーズがないものと見なされて、あれもこれもとやかましく欲しがる人には正直言ってとかく与えてしまう傾向がある。なるべく平等にと思っていても、つい強い意志に流されてしまうことが往々にしてあるのは否めない。また、この与える側と与えられる側とのギャップを、つい先日嫌というほど感じた。それは、交通事故で脳障害を受けた八歳の少女のリハビリを受け持ったときのことである。

彼女は、ルンド大学総合病院にある脳神経外科から、ルンドのハビリテーリングセンターにある集中リハビリホームに移動されてきた。ところが、そのリハビリホームが夏休みのために六週間も閉鎖することになり、急きょマルメの小児外科病棟に移動されることになった。そしてまた、私たちのハビリテーリングセンターも二週間閉鎖するという、運の悪い期間のリハビリになってしまった。

日本では、閉鎖すること自体考えられないだろうが、それが当然のようにして行われるのがスウェーデンなのである。唯一の脳神経外科の専門医も夏休みに突入するということで、専門医が彼女に会ったのは一度きりで、結局、小児科医が受け持つことになった。このように夏休みに突入すると、すべてのスウェーデン人は四週間から五週間、あるいはそれ以上の夏休みをとる。スウェーデンという国すべてが、半分しか動かなくなる。

ルンドから移動してきた子どもの両親は、てっきりマルメのハビリテーリングセンターがリハビリに専念してくれると思っていたらしいが、私たちが夏休みに入ることを聞くと、非常に憤慨した。もちろん、自分の子どもがそうなれば当然私も憤慨していただろう。しかし、だからといって私は、この根強い休暇システムに立ち向かっていくことができたかというと、できないと断定できる。それほど、スタッフの休みは揺るがしてはならない権利なのである。

しかし、私も理学療法士も、両親の途方に暮れる姿を無視して休みには突入できなかった。脳障害のために身体全体に見られる痙性《けいせい》脊髄麻痺、筋肉が拘縮《こうしゅく》して時間がたつにつれて身体は湾曲し、腕や手は硬直してしまう。毎日リハビリをしても追いついていけないかもしれないし、このまま放っておくことは何よりも良心が許さない（日本的な感情らしい）。別にどこかへ行く予定もない私は、休み中も治療に出向くことを両親に約束した。

このことをハビリテーリングセンターのスタッフに言うと、「ヨシコは、自分の子どもとの唯一の交流のときでもある休暇をもっと真剣に考えないといけない」と、非難された。そして、休みなのだから当然休むべきだとも言われた。スタッフの手が足らないのはハビリテーリングセンターの運営機関、あるいは病院そのもの、ルンドの病院、スコーネの医療機関、果ては国の医療方針が間違っているとさえ言って、私の責任ではないとも言った。実に見事なコメントだった。こうまで割り切れるものだろうかと、自分自身感心したものだ。外科病棟の看護婦も、患者の家族の前では休みをとること自体を非難していたのに、私に会うと、その舌の根の乾かぬうちに「あなたも休みをとるべきよ」と、のたまわったのには呆れてものが言えなかった。

このように与える側と受ける側は、社会システムに対しては無力であるため、相互理解を難しくしているのだと思う。クリスチャンの場合も、このシステムの歪みで義憤《ぎふん》を感じたことが多分にあるのだろう。

毎日利用している移送タクシーの予約を変更するたびに必ず引き起こす些細な誤解、迎えに来るはずの時刻に車は来ない、電話予約するのに半時もかかる、予約変更が人手不足でできないなど、イライラの積み重ね。クリスチャンの周囲にいる人々の無理解、官僚システムを利用する際に出合う冷たい応対、申請書の書類の山、また許可が下りるまでの不安な長い待機期間、却下されたときの失望感、疎外感、孤立感、数え上げたらきりがない。福祉天国といわれる国の中で、どうしてこんなにもスムーズに事が運ばないのか深く考えさせられる。でも彼らは、前向きの姿勢を崩さない。過去の苦難を乗り越えたという自信が、これからのどんな困難にも立ち向かっていけるという力強さに変わっているのだ。

クリスチャンが二〇歳を迎えた年、彼のことが新聞に大々的に取り上げられた。優秀な報道写真を撮り、何回も表彰されたことのある有名なカメラマンが、クリスチャンと長い間行動をともにして彼の写真を撮っていた。その総集編が新聞に掲載されたのだ。

その中でとくに感銘を受けたのは、高校の卒業式の写真だった。着飾ったクラスメートが輪になって肩を組み、卒業の喜びを身体全体で表現しているその中へ入れないまま、車椅子から友達を寂しく眺めているクリスチャンの姿があった。

この新聞のインタビュー部分を読んでいて、私はびっくりした。「将来の夢は何か？」と聞かれて、クリスチャンは「日本へ行きたい」と答えていたのだ。彼は、私が日本から来ているのを知っているが、これまで日本の話などをしたことはなかった。驚いて、クリスチャンにそのことについて尋ねてみた。

「少し前だけれど、テレビのドキュメント番組で日本の身体障害者を紹介していたんだ。そのとき、どこの施設か知らないけれど、僕と同じ病気の人が出ていた。きっと僕より少し年下のその人は、自分の部屋から一歩も外へ出たことがなくて、テレビばかり見ていると言っていた。でも、教育テレビという番組で外国語を習っていたのか、英語やフランス語が話せていた。あれだけのインテリジェンスがあるのに外へ出られないのはおかしい。僕は外にも出られるし、いろんな人にも会える。だから、その人に会って励ましてあげたいんだ」

「機会があれば日本に一緒に行こうね。じゃあ、これから日本語の特訓だ」と言うと、ウヒャウヒャと彼独特の大きな声で笑い、布切れのような左腕を小さく何度もジャンプさせていた。

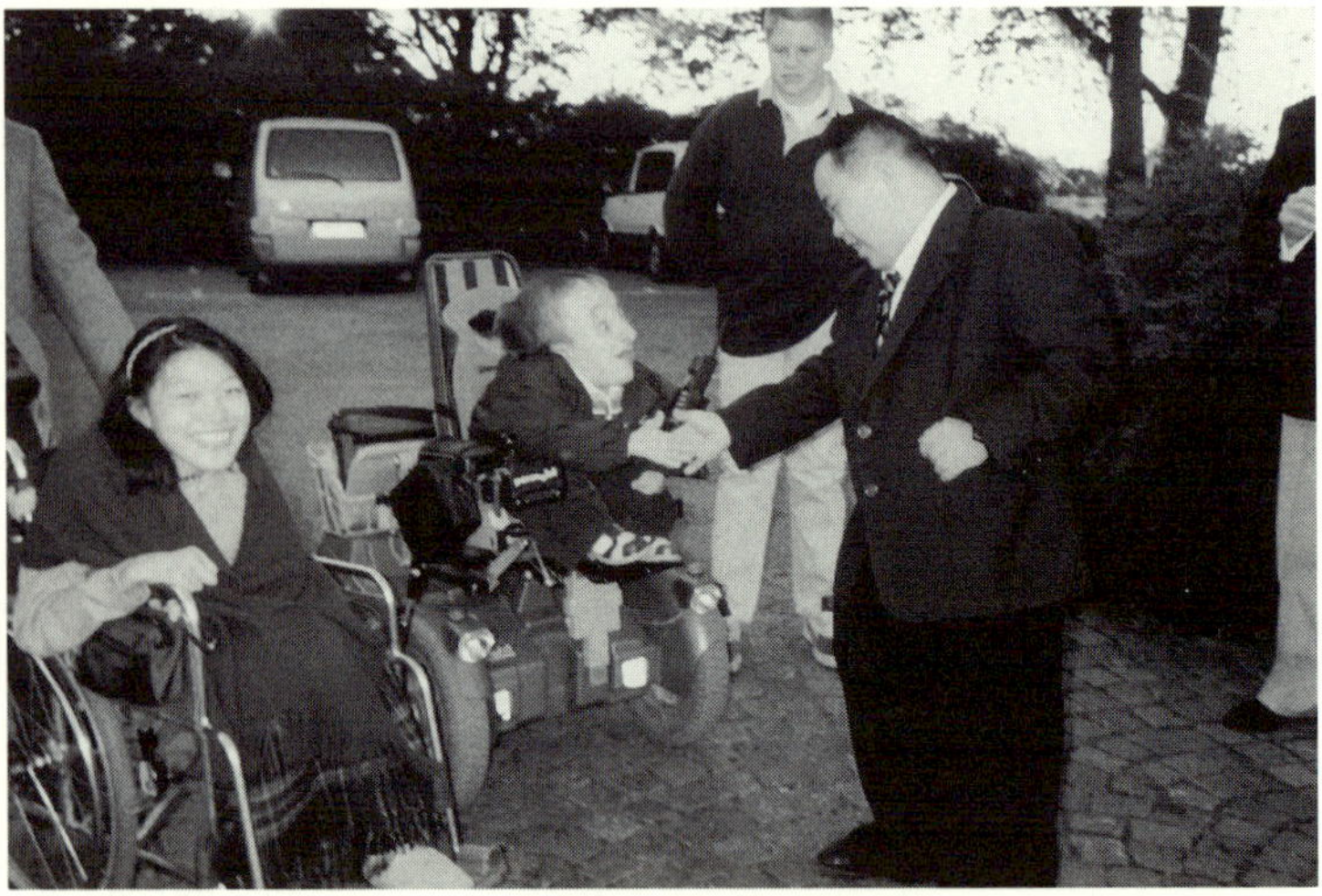

クリスチャンと草の根交流

それからしばらくして、東京にあるスウェーデン社会研究所主催の「草の根交流会」の話が持ち上がった。内容は、日本とスウェーデンの障害者が交流できるようにしようというものだった。それで、クリスチャンのことも念頭において草の根交流会の日を待った。

日本からの障害者の代表は、脊髄疾患で車椅子に乗っている一八歳の海老原宏美さんと、ダウン症の一六歳の渡辺真冠さんだった。みんな熱心な方たちばかりで、すでに何回かの勉強会を開き、スウェーデンの福祉について研究していた。そして、一九九六年九月の初めに、彼ら一行はマルメにやって来た。

一週間のスケジュールの間には、クリスチャン宅を訪問することもできた。クリスチャン専用の玄関を入ると、室内用の電動車椅子で誇らしそうにクリスチャンが案内して回ってくれる。

その後ろを、宏美さんが父親に車椅子を運転してもらいながら、「すごーい、ウワァーいいなあ……」と感嘆の声をもらしつつ、ついて回っていた。

「コンピューターで働いているそうだけれど、給料には税金がかかるのですか？」

「すべての収入には税金がかかります。給料の一部は、特別擁護費として国民社会保健局から補助されているのですが、もちろん税金がかかっていて、ハンディキャップでも税金の魔の手からは逃げられません！（笑）」

「家では、何をして過ごしていますか？」

「ほとんどテレビを見ています。ニュースやドキュメンタリーが好きです」

「趣味は？」

「アーチェリーを週一回しています。補助器具を使ったもので、僕は狙って撃つだけ。ほとんど命中でいつも高得点。ウフフ……」

みんなからの質問攻めにも、にこやかに答えていた。でも、「学校での過ごし方は？」「友人は？」「学校生活は楽しかった？」の質問に彼は、「友人はあまりできない。正直言っていつも独りだったし、意地悪な人も多くて地獄のようだったね」と答えて、みんなを驚かせた。

「地獄」という、日本人には聞き慣れない言葉に驚くのも無理はないが、スウェーデンでは、オーバーな感情を表現するときに強調用語としてよく使われている。しかし、クリスチャンの場合は、本当に地獄のような嫌な日々だったに違いない。彼の父親は弁解するように早口になって、学校側や官僚との問題を話し始めた。みんなは「へエェ、意外だぁ」と、福祉国家の裏側をかいま見た気分になっていた。

スウェーデン社会ではシステムが行き届いているのでプライベートは守れるのだが、それと対照的に、一般社会との横のつながりが薄い。行き届いたサービスが人を孤立化に追いやっているのだろうかと、疑問に思うのも当然だろう。でもこれは、スウェーデンだけでなく、どこの国の大都会にも見られる現象ではないだろうか？

宏美さんは、日本での自分の様子を話した。

「私にはたくさんの友達がいるので、学校はとても楽しい。ただ、今残念に思っていることは、自分の行きたい学部のある大学を受けたいのだけれど、身障者を受け入れる態勢が整っていないために入学を許可してくれない。だから、とても不安です。公共のヘルパーシステムもまだないし、両親が介助できないときは、近所の親しい人に助けてもらっている状態です。でも幸い、近所の人は顔見知りのおじちゃんやおばちゃんばかりで、気安く手伝ってくれるので助かってます。隣人の助けがなければ、私たちはとても困るでしょう」

クリスチャンは、友達がたくさんいるという宏美さんの言葉が信じられない様子だった。能力があっても大学の受け入れ態勢に問題があるという事情も他人事ではなく、日本という遠い国であっても親近感を覚えたらしい。

最後に、宏美さんがクリスチャンに聞きたかった質問がある。それは、クリスチャンが背負っている障害を、彼自身が恨めしく思ったことがあるかどうかという、身につまされる質問だった。私は家の中を見て回ったときに、誰かがクリスチャンにガールフレンドが欲しいかどうか尋ね、彼が小さな肩をすくめて、「鏡に映る自分の姿を見ればすぐに分かるさ」と、諦めか悟り切ったように静かにつぶやいたのを聞いていた。だから、同じような質問をもう一度尋ねるのが心苦しくて、宏美さんに頼まれたけれど、どうしてもその質問だけは通訳できなかった。もしも、彼が恨めしいと正直に答えた場合、私たちはどう対処すればよいのだろうか？「頑張りなさい」と、声をかけるのだろうか？「諦めた方がいいよ」と言うのだろうか？　奇跡が起こるのを願うのだろうか？　たぶん、戸惑ったまま一言も言えないのではないだろうか。似たような質問が、新聞のインタビューにも出ていた。

「通りすぎるみんなが、あなたのことを振り返ってみたり、不躾にも凝視したりするのをどう思いますか？」

「見られることくらい、ご馳走してやるよ。ただ、僕と立場が逆になったら、彼らは一体どのくらいの間我慢ができるかどうか、気になるね。まっ、忍耐力のある僕だから我慢できるんだろう。ハッハッハ」

彼の笑顔の裏に幾つもの影がともなっていることが分かっているだけに、胸が本当に痛くなる。忍耐力と我慢、その両方を強いられて生きている。それを掻き消すように、ジョークを飛ばしてはみんなを笑わせているクリスチャン。そして、彼の願いは、自分と同じ境遇の人がこの世界のどこかにいて、彼ほど恵まれた生活をしていないだろうから、いつかきっとそういう人たちを励ましたいと言う。

そのきっかけになるテレビ番組を、私たちは一緒に見た。クリスチャン自身の運命を撮影したテレビドキュメンタリーで、国営放送を通じて放映された番組のビデオだった。

生まれたばかりの均整の取れた赤ちゃん姿のクリスチャンが画面に映ると、一斉に「可愛い！」と歓声が上がる。それから、頭骸骨だけ異様に成長して、手足はそのままのオットセイのように這っている場面では気まずい沈黙になる。プールでトレーニングをしながら「もう、泳げない。疲れた！」とクリスチャンが言うのに、父親は「まだまだ泳げるぞ、もう少しだ！」とハッパをかけて励ましている。その励ましの言葉が終わらないうちに、クリスチャンは力尽きてブクブクと溺れてしまいそうになった場面があった。父親は、あのときは慌てた、と苦笑して言う。また、デパートの中ではすれ違う人から奇異な眼差しで見られたり、靴を買うのに店員はミッキーマウスの付いた絵柄の幼児用の靴をすすめたり（成人近い彼は、普通の革靴が欲しかった）と、彼の日常生活をありのままに紹介していた。エンディングシーンは母親との抱擁で、温かい愛情表現の明るい笑い声のうちに終わった。

草の根交流会のみんなは、それぞれに感動していた。クリスチャンという存在が、すでにメディアを通して見知らぬ人たちを励ましていたのだ。彼の念願がすでに実現しつつある。小さな身体に大きなハートをもつ彼が、真っ直ぐに前進している。草の根交流会の人たちは、クリスチャンを日本に招待しようといろいろ奔走してくれたが、いまだその目的は達成されていない。私も、一方的な交流会だけに終わらないようにと祈っている。

その後、宏美さんは無事目的の学部へ入学できたし、学生生活を堪能していると、後日受け取った手紙に書いてあった。またその手紙では、今回のスウェーデン旅行には父親がアシスタントとして付いてきたのだが、父親に手伝ってもらわないとできなかった衛生面ではとても恥ずかしかった。スウェーデンのようにヘルパーシステムが日本でも整っていればよいのに、と強く願ってもいた。一人の女性として、やはり父親には遠慮がある。同じ女性の介護人がついて来てくれれば、その点は楽だったのかもしれない。これまで彼女は、家族の手と近所の人との力添えで生活していたし、今もなおそれを切り離しては考えられない。大学では、友人の力を借りて有意義な学生生活をエンジョイしているとのことであった。

福祉の先進国であるスウェーデンのようなシステムの行き届いた国でも、さまざまな問題を抱えて懊悩《おうのう》している。そして、日本のようにシステムが足りない国でも懊悩している。私の目には相反するように映る両国のシステムを、それぞれの良い点を選んで、何とか一つにまとめて素晴らしいシステムができないものだろうかと常に考えている。

12 移り行く高齢者福祉

これまでは子どもたちのハビリについて話してきたので、ここでは、私のかかわった高齢者の医療福祉について話したい。

脳溢血や脳出血、痴呆症候群など、そのほか高齢によるさまざまな病気が原因で入院する人たちが、高齢者の人口増とともに増加している。また、入院日数もそれに比例して長くなっている。

マルメ大学総合病院の一日の看護費用は、一人につき約三千クローネだから、入院が長引くとそれだけコミューンの財政に負担がかかることになる。個人負担額はその人の年収に応じて決められるが、ほとんどの場合一日当たり六〇クローネとタダ同然の安い費用のため、ほとんどの人が三千クローネの看護を同等に受けることができる。そして、その差額分の看護費用は、すべてコミューンの医療費財政の上昇につながる。そのため、コミューン側は早期退院をさせようとする。といっても、居住地区の受け入れ態勢も地区行政として独立しているとはいえ、同じコミューンの財源によって運営されているので、最終的にはコミューンの財政に大きな変化をもたらさないと私は思うのだが……。強いて言えば、二四時間看護の必要な病院に比べて、自宅療養だと数時間分のヘルパー費用を出せばよいだけだから、その分節約にはなっている。

そういえば、医療職員の解雇や老年精神病棟などの閉鎖によって職員数やベッド数が減少している昨今、入院期間も大幅に短縮されてきた。また、不況を乗り切る対策手段としてか、「ノーマライゼーション」という高齢者のための在宅ケアを推進させてきた。本来のノーマライゼーションは、施設の巨大化や閉鎖により、通常の生活が営めなくなった精神遅滞者を社会生活の中へ復帰させてあげようという考えから始まったものである。しかし現在では、高齢者が長期入院によって受け身になってしまうことを考えて、可能な限り早く退院させて、在宅ケアを受けながら通常の生活を早く取り戻してもらおうという意味においても「ノーマライゼーション」という言葉が使われている。

コミューン内の各地区の医療チーム（リハビリチーム）にとっては、入院生活が短縮されることは、患者がリハビリに積極的に立ち向かうことになるので歓迎している。ここ数年、各地区の医療チームを今まで以上に強化させて、より受け入れ態勢を整えるようにしてきた。次に述べる例も、その発想の素晴らしさが、とかく保守的になりやすい医療界において画期的と評価されたものである。

老人に多い大腿骨骨折。年齢とともに骨が脆くなっていき、冬場に凍っている歩道などで転んで腰を打って骨折するケースが多い。そのとき、人工メタルを入れるなどの大手術をするのだが、患者は一週間程度の入院だけですぐに退院する。退院できるといっても、患者が完全に回復してからの退院ではなくて、一種の強制退院である。一応手術は終わり、経過も良好であるために、リハビリは自宅でやればよいという判断なのだ。

日本から研究のためにスウェーデンに来ている整形外科専門の医師に、このことをどう思うか尋ねてみた。すると、大腿骨骨折のトータルな再生手術の場合、日本では最低二ヵ月は入院すると話してくれた。腕の複雑骨折の場合で一ヵ月は入院すると言っていたが、こちらでは一日から一週間ぐらいなものである。そこで、最近のマルメにおける入院に関する考え方や自宅治療をすすめる背景などを話すと、彼は目を丸くさせて「それは面白そうだ！　僕もぜひその状態を実際に見てみたい」と、真剣な表情で言った。

後日、私はマルメの整形外科の医療チームに頼んで、一人の患者が退院する際に、彼も患者の自宅まで同行できるように取り計らってもらった。彼は患者の家庭を訪れ、地区の受け入れ態勢やリハビリ経過を見て回り、ますますその効果に驚嘆し絶賛していた。

退院当日、ほとんど歩くのもおぼつかず、少しでも腰を曲げると痛がる老人を、作業療法士と理学療法士が両側からいたわるように移送タクシーに乗せていた。無理やり退院させているとしか思えない非道なやり方だと日本人医師には思えて、初めは非常に戸惑ったそうだ。しかし、いったん自宅に帰ると、患者はやはり勝手の分かる我が家が安心できるのか、患者の反応は意外とよいものだった。医者の彼にしてみれば、病院では完全看護で安心してリハビリができるのに、と不信な面持ちだったらしい。

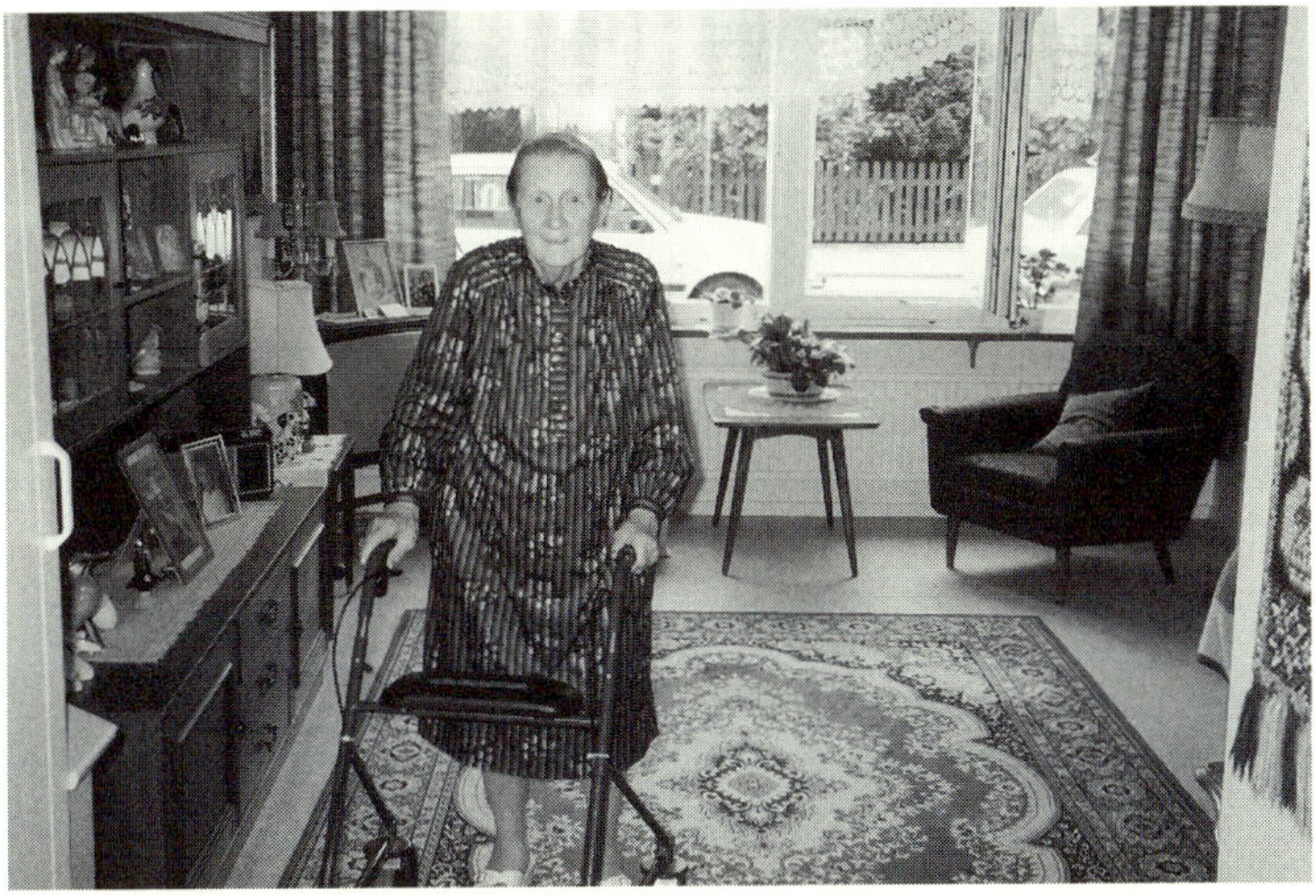

手術後のアフターケアを自宅で

退院する際には、病院から自宅へ必要な補助器具、たとえば歩行機器（ウォーカー）、クッション、靴下をひっぱり上げるストッキングエイド、腰を曲げないでも遠くの物を取れたり拾えたりするリーチャーなどを持ってくる。さらに療法士たちは、毎日朝早く患者の家を訪問して、ベッドからバスルームへの移動訓練、台所での立居姿勢などを直接指導し始める。

ＡＤＬ訓練のとき、私たちはよく整備された病院のトレーニングキッチンだけで訓練するが、気を付けないといけないのは、実際に患者の自宅の台所でも訓練する機会を必ずもたないといけないということ。そうでなければ、台所一つとってみても、その適応作業は大きく違ってくるからである。ウォーカーを使っての歩行訓練にしても、手術後、患者はそれを使って病院の廊下を何度も往復して試しているが、自宅には家具があり、絨毯が床を覆い、往々にして狭いし、低い段差が幾つもあるため、広い病院の廊下を歩くようにはいかない。ウォーカーの前輪が家具にぶつかり前に進むことができない、絨毯の上をスムーズに動くことができない、運が悪ければもう一度転ぶ要因にもなる。このように、歩行を邪魔するものが家庭には意外と多いのに気付く。長く、ツルツルに磨き上げられた病院の廊下をスムーズに歩くことができても、家庭で応用できなければ何の役にも立たないのだ。

ソファセットや本箱などの狭い空間を縫うように患者は進んで、バスルームに時間をかけてたどり着く。ベッドからそこまでの移動だけで汗だくになるほどだ。洗面所には、手術後の腰をかばうために特別につくった厚め（約一〇センチ）の固定角度のあるクッションや、高めの椅子が置いてある。高めの椅子は、立ち上がるときに腰に負担がかからないため、患者には非常に好評である。

作業療法士は、衣服着脱の細々とした直接指導などもするが、そのほかに地区のヘルパーや家族がいる場合は、その家族に患者が歩きやすいように家具などの配置換えを頼んだり、絨毯を取り除いたりもする。また、患者が受動的にならないように介添えの心得を注意したり、簡単な介護指導を行うということも作業療法士たちの重要な役目となっている。

大腿骨手術のように、前もって日時を決めて手術を行う場合には、自宅の段差をなくすために敷居を除去するようにコミューンの住居改造援助局に事前に申請して、退院したときにはすでに改造された状態で患者の帰宅を待つ場合もある。日本人医師がついていった家は、そんなふうにすでに改造された後で、彼はしきりに感心していた。

患者が退院して一週間が経過すると、療法士たちは患者の経過報告をまとめて地区の医療チームとミーティングをする。バトンタッチするために、フォローケアの依頼をするのだ。一ヵ月後には、病院から手術後の再検査の通知が届くようになっている。

以上から見ても分かるように、ノーマライゼーションがスムーズに行われるためには、マルメ唯一の病院と地区の医療チームとの間に密接な関係が必要となってくる。

視察に来る人から、「デイケアセンター」「デイセンター」「サービスセンター」「サービスホーム」など、それぞれ呼び名が違って種類もさまざまでよく分からないと言われることが多い。コミューンやランスティング（県）が異なれば、それぞれの呼び名も使い方も異なるので、ここで少し用語の説明をしたい。

サービスハウス（ホーム）——これは「老人ホーム」と呼ばれていた高齢者のための集合施設などを、ケア付きの集合住宅に改築したもの。１ＤＫ、２ＤＫなどの個人住宅で、共同空間にはホビールーム、レストラン、集会室などがある。往々にして、一部はデイセンターやホームヘルパーのステーション、医療チームのステーションなどに利用されている。

デイセンター（サービスセンター）——ここでは、高齢者のための活動サービスを提供している。たとえば、語学や趣味の学習サークルを開いたり、ブリッジやビリヤードなどの娯楽室などがあって、高齢者同士の交流を深めている。所によれば、老人たちの有志がコミューンの援助を受けていろいろなサークルを企画している。また、同じく「デイセンター」といわれ、成人した知的障害者たちが通い、簡単な仕事をこなす、いわゆる作業所という所もある。ここでは、担当の作業療法士が障害者とともにその個人の能力に合わせて、規則正しい生活ができるように日課が決められている。

ナーシングホーム　――二四時間ケアを必要とする高齢者のための長期療養施設で、個室あるいは二人用の共同部屋で高齢者たちが暮らしている。週末は、自宅などに帰ってもよい。

デイケアセンター　――ナーシングホームの一部がデイケアセンターに使用され、医療スタッフのステーションになっている。ナーシングホームの高齢者やその地域に居住している在宅痴呆老人などが、家族の介護軽減も兼ねて訓練に来ている。

グループホーム　――サービスハウスが団地並に大きくなると、在宅サービスが行き届かなくなる。そのため、六人から一〇人ほどの小規模の、成人した知的障害者や重度の重複障害者（児）、痴呆老人のための少人数用の住居施設である。共同空間は居間やキッチンになっており、ともに食事をしたり、テレビを観たりすることができる。

ショートステイホーム　――ナーシングホームのように独立した二四時間ケアのホームで、家族の介護軽減や家族の旅行などについて行かれない場合に利用できるホーム。二週間単位に定期的に利用する人もいれば、必要なときだけ利用している人もいる。

以上、主だった用語の説明をしたが、もちろん例外があることもふまえて欲しい。

さて、近所にいる九二歳のおばあちゃんの話だが、デイセンターを利用してお昼を食べたり、食後のコーヒーを親しい人と一緒に飲んだりと、高齢でありながらも活動的な余裕のある生活をしていた。しかし、流行性の風邪をこじらせたのか、ほとんど食事もとらず、悪いことに軽い脳内出血もあって、急きょ入院してしまった。誰からも最期が近いと言われて、娘たちや孫やひ孫まで集まって不安にかられていたのだが、二週間後には何とかもち直して快方に向かった。ところが、入院前のように自活ができなくなったので、一人で住んでいた自宅には戻れなくなってしまった。

自宅というのは、数年前から民間業者がやっている「委託老人サービスホーム」のことである。民間業者はある一定額の予算をコミューンに要請して、その予算内で運営することになっているので、使わなければ損だとばかりに予算を常にオーバーして、膨大なお金のかかるコミューン経営のサービスホームに比べると必ず安くなる。民間業者の中でも、より安い予算を申請する業者に、コミューンは喜んで委託する形をとっている。コストを低く抑えるために職員の数を減らしているのが民間業者の運営方針なのだが、それにはコミューンも目をつぶっている状態である。

そんなわけで、長年住んでいたサービスホームは、このおばあちゃんの面倒が充分に見られないので受け入れができないと断ってきた。このおばあちゃんは、結局、サービスホームには戻れなくなってしまったのだ。

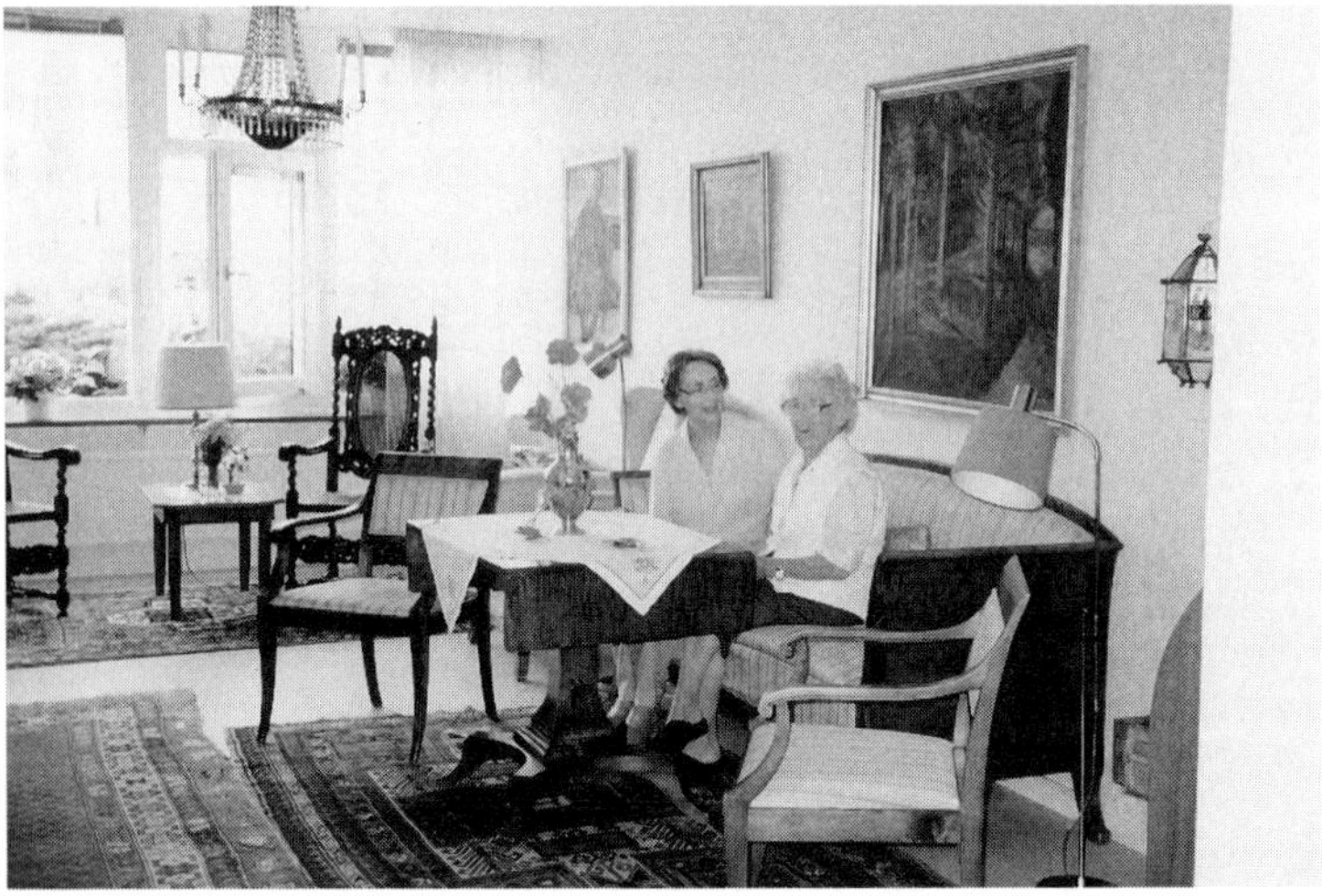

サービスホームの共同サロンで

彼女が数年前にここに引っ越したときは、海岸も近く素敵な環境の中の高級住宅街で、モダンな設備があり、常時控えのサービスヘルパーがいて終身まで責任をもつという触れ込みで、やれひと安心と誰しもが思っていたのだ。だけど、老人天国といわれるスウェーデンでさえ、どこでどう間違ったのか、実際はそう甘くはなかった。

家族は、病院の医療カウンセラーとたびたび会っては相談を重ね、担当の作業療法士とも話して一番よい解決方法を探したが、これが意外と難しくなかなか結論が出なかった。というのも、おばあちゃんが住民登録をしていたのは民間業者の経営するサービスホームに引っ越す前の地区で、区域が違うのだ。このサービスホームは、お金さえ出せばマルメ内の人なら誰でも住める。しかし、コミューンの在宅ケアシステムを利用しようとするならば、登録してある地区のケア付き住宅が空くのを待たなければならないのだ。

退院したくても受け入れるホームがなく、帰宅する所がない！　ノーマライゼーションが叫ばれているのに、これはいかなることや、と私も不思議だった。幸いなことに、私と同じ病院の敷地内におばあちゃんはいるので、少しでもまとまった時間ができれば地下道を歩いて何度もお見舞いに行くことにしたが、そのたびに喜んでくれた。

まだ、おばあちゃんの思考はしっかりしているのだが、記憶の方がときどきあやふやになっている。どことなくディズニー映画の『眠れる森の美女』に出てくる少し太り気味の妖精に似ていたおばあちゃんは、一ヵ月もたつとやせてしまって歩くのもおぼつかない。片側からのサポートが必要になり、一人でとても生活できる状態ではない。医療カウンセラーと家族とが、早くサービスホームを見つけようと住民登録されている地区の管理事務所に何度も交渉したが、どこも満室で空きがなく、受け入れ先がなかなか見つからなかった。

二ヵ月後、彼女は老人専門の病棟に移された。私の働いている総合病院からはかなり離れた所に古くからある、バーンへムス病院だった。この病院は昔、老人や事故後の専門のリハビリ病院として活躍していたが、現在では、マルメ大学総合病院を唯一のセンター病院にするためにマルメ医療委員会で取り壊しが可決されてからは徐々に縮小されてきていて、現在ではわずか老人病棟しか残っていない。

そこへ移るとき、彼女は泣いた。幾人かの友人がそこの病院で亡くなったから、そこへ移るのは終身刑を受けるのも同然だと思ったようだ。家族に何度もほかの所を探す約束をさせて、彼女はしぶしぶ移っていった。

個室を頼んだが空き室がなく、四人の老人がともに寝起きしている大部屋だった。おむつをしている人もいるが、施設特有の匂いはまったくしない。以前は八人部屋だったため、見た目には結構広く、二五平方メートルはあるだろうか。明るいベージュの壁の色にマッチしたカーテン、窓辺には植木の花が咲き、それぞれが持ち寄ったわずかな家具や記念写真、お気に入りの絵などが各自のコーナーに飾ってある。ベッドは病院の備え付けベッドだが、ベッドカバーや着替えは自分が自宅で使っていたものだ。病室とは別に共同の居間や食堂があり、豪華な、それでいて品のよいアンティックな調度品が置かれている。

朝六時から八時の間にそれぞれ起床して、三々五々朝食に集まってくるそうだ。個人の日常リズムを尊重して、ある程度の時間の余裕を見ている。病室別に医療チームがあり、それぞれが散歩や買い物などの余暇活動が計画的に行われている。

頻繁に行けなくなったが、ある日お見舞いに行ってみると、彼女は居間のソファの端にちょこんと座っていた。自宅で飼っていたセキセイインコのミオもおばあちゃんのソファのすぐそばにいて、ピーチクとお喋りに余念がない。ソファセットが三つも並んでいるその広い部屋に、幾人もの老人が散らばって座っている。テレビもついているが、誰も見ていない。いつ来ても、いつも同じ人が同じ場所に座っている。会話はなく、誰もが沈黙したまま座り続けているのだ。

静寂の中に、ミオのさえずりだけが聞こえる。ときおり、口の中でムニャムニャ言いながらむせぶようにせき込む人。安楽椅子に腰掛けている婦人が、「誰かー、誰かー、ちょっとお！」と呼ぶので、そばに行って何か用事かと尋ねても、婦人はゴニョゴニョと言うだけで皆目分からない。介護人の人がときどき顔を出すのでその人に尋ねると、「いつもそうだから別に気にしなくていいのよ」と言う。いわゆる痴呆老人の集まりなのだ。でも、おばあちゃんはまだしっかりしている。気の毒に思っても、私の力ではどうすることもできない。

半年後、おばあちゃんはやっと念願のグループホームへ移れた。新築されたばかりの、彼女が住んでいる地区のグループホームが見つかったのだ。そこに、一人の居住者として移っていった。

市の中心部にあって、窓から青空市場が見下ろせる。小さな庭を横切ってガラス張りの玄関へ入ると、陽光がさんさんと降り注いでいる。五階建ての三階にあるワンルームマンションだ。市の中心地にあれば適度の刺激もあって、ボケの予防にもなるらしく、老人が居住するには森や山の中の一軒家よりははるかによい。

お客が来たときにちょっとコーヒーを沸かせる、簡単な冷蔵庫付きの台所が部屋の片隅にある。電話も、老人専用の数字盤の大きな電話器が置いてあった。

訪ねると、得意そうに自分の部屋に案内してくれた。ウォーカーを手に自力で歩いていく。食事は共同の食堂で食べるのだが、自室で食べたい人にはグループホームの職員が部屋まで運んで

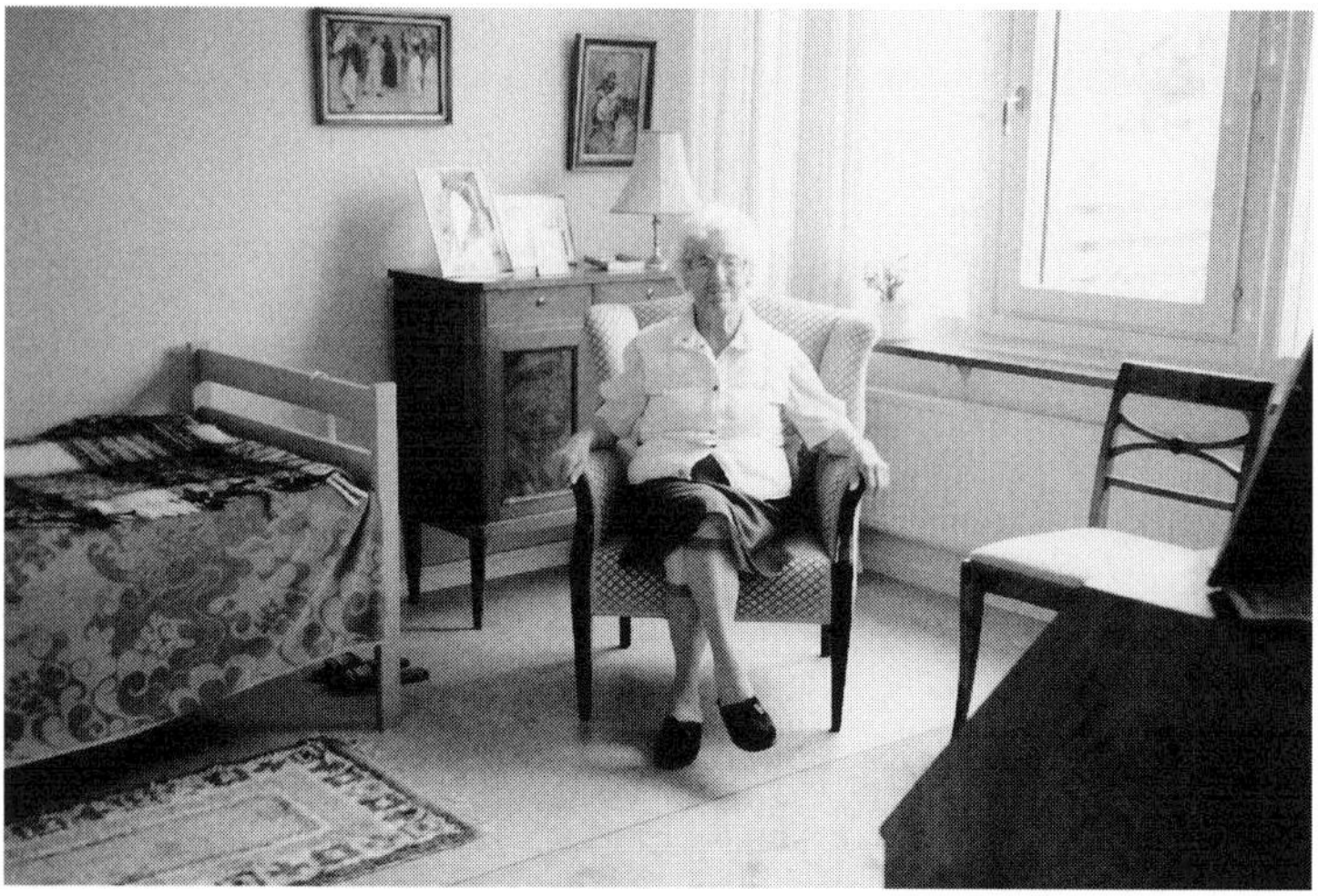

個人部屋にて

くれるそうだ。グループホームでありながら彼女のプライベート空間を大切にするここに、私も家族もホッとひと安心した。

高福祉の国ながら、システムの中で二回三回と喘ぎながら前進するのも、不況の現在の状況を考えると仕方がないのかもしれない。でも、このグループホームに入居するのには、住民登録の証明がありさえすれば国民年金で平等に入れるのだから、そこが他国との福祉の違いなのだろう。

このようにハッピーエンドで終わることもある一方で、家族や友人のサポートのない人々は、社会の医療福祉システムの中で置き去りにされることもある。繰り返すようだが、ここ数年来、国民の医療保険面での予算削減がかなり深刻な問題として浮かび上がってきている。そして、そのあおりを食って至る所でそのしわ寄せが現れてきているのも事実だ。

テレビや新聞などでは、一時期、相次いで老人施設での問題が大きな見出しとなって報道された。ソルナ（solna）市の「ポールヘムスガーデン（Polhemsgården）」という老人施設では、職員の人数不足のため、老人に食事をろくに与えることもできず栄養失調の老人が亡くなったり、長い間仰臥《ぎょうが》したままの状態で床ずれができ、その治療もしないでひどくなったり、屎尿の処理もできないでおむつを当てたまま放置しているのが日常だと、ある一職員の訴えから判明した。同じことは、ヘッスレホルム（hässleholm）市の「ヒョーガリズホーム（högaridshem）」という施設でも取り上げられて、問題視された。

同様にルンドでも、氷点下の夜、痴呆老人が半袖一枚で出たことに気が付かず、夜明けに警察が連れてきて初めて気が付き、そのせいで老人の足の褥瘡《じょくそう》がひどくなり膝下を切り落とす結果を招いたそうだ。これに対して家族は、介護法違反であるとして老人施設を告訴した。

このように、幾つかの老人をめぐる問題が、毎日のように新聞を賑わしていた。夕刊新聞「クヴェルスポステン（Kvälls Posten）」（一九九七年一〇月二一日）では、医療システムをどう思うか、庶民の正直な声を電話で募った記事が載っていた。スウェーデン人が、自国の医療政策をどう受け止めているか興味深いので、次に紹介する。

❶死にかけている老人が病棟で助けを求めて叫んでいるのに、職員が来ない。これ以上、職

員を減らすことには反対だ。

❷私は何度も手術を受けている。いつもは素晴らしい看護をしてくれる職員なのに、最近は膨大な仕事の量に追われているのか、患者への対応時間も減少しがちになってきた。税金を少しぐらい高くしてもいいから、職員を減らさないで余裕のある看護をしてもらいたい。

❸医者は、もっと政治家に反論するべきだ。

❹レントゲンを三日以内に撮ると言われたのに、四週間待っても呼ばれないから尋ねると、私のカルテがなくなっていたと言う。どうなってるんだ！

❺バイパスの手術を受けたけれど、病室ではなく廊下に寝かされた。節約するのも甚だしい。

❻病院で働いている私たちも、もう限界に近い。これ以上の節約は残酷だ。

❼政治家たちは、責任を取らなければならない。医療を節約する前に、自分たちの給料を節約しろ。

そのほか、四〇人ばかりの人がひと言ずつ述べていた。どれを取っても庶民の医療政策への失望は大きく、医療節約の限界の壁に突き当たっている感がする。失望が大きければ大きいほど、庶民の批判の声も鋭くなっていく。

確かに、財源の節約の波は私たちの所まで届いている。代理起用の職員がリストラされるとか、以前ほど住宅改造の援助金がスムーズに出なくなったとか、補助器具も使い古しを頻繁に使い、新しい器具をなかなか買わないとか、節約の波はいやが上にも押し寄せてくる。

しかし、だからといって、福祉先進国のスウェーデンでも医療福祉については裏面はあるのだ、と早合点してもらっては困る。あくまでも、それはスウェーデン内の問題意識であり、他国とは比較に及ばないレベルの問題だからだ。さらに、スキャンダルを好む傾向がマスメディアには強く、実際には今挙げたような問題は手の指で数えられるほどの少数で、大半の老人看護が滞りなくできていることを忘れないでもらいたい。

日本から視察に来た人の感想文を読んだことがある。「スウェーデンに行って視察をしたのだが、よい所ばかりを見せられたのだろうか？　裕福で素晴らしい所ばかりだった。きっと貧しい所もあるに違いないだろうから、今度はそういう所も視察したい」と書いてあった。残念だが、スウェーデンにはそういう所がない。アメリカの「ゲットー」といわれる、貧困で屋根もないような施設に老人がひしめいているような状況はどこにもない。どこの施設を回っても、スウェーデンでは広い空間とゆったりとした介護がなされているのだ。

ただ、ひと昔前まではマンツーマン介護が通常で、またそれに近いシステムでなされていた老人福祉のころに比べれば、前述のソルナの老人施設のように老人八人に対して介護者が二人しかいないという現状は異常で、福祉を誇るスウェーデン人が頭を抱えるのもうなずける。

私は一時期、老人施設で働いていたが、平凡な日常生活がシステム化されていて、どこにも人間的な余裕がないのでは、と批判的に考えたことがある。寝たきり老人を批判する日本の声は、スウェーデンでは「座ったきり老人」に対する接し方に当てはまる。ベッドの生活だから、朝起きたら服を着て靴を履くというヨーロッパ文化の習慣に比べたら、日本の寝たきり老人の方が悲惨には思える。しかし、朝から晩まで「居間」と呼ばれる所に車椅子ごと放置されたまま、人間的な会話もなくひっそりと座ったままなのもいただけない。スタッフはいるのだが、朝食を与えたり、シャワーをさせたり、着替えをさせたりと、最低限の仕事をしただけでスタッフはさっさと休憩室へ逃げ込む。それに、自分の仕事以外は決してしない。合理的なのか機械的なのか分からない。休憩室から出て老人の相手をしようとすると、古参のスタッフから「やっても無駄よ！」と一喝される。周囲から刺激のない老人のボケはいっそう増して、自動ネジで動く人形のようにただ座っているだけだ。少しでも老人のそばで話そうとしているスタッフもいるが、老人はすでに痴呆症状も重症で返事も返ってこない。この機械的な処置が老人の痴呆症を推進しているのではないかと思い、いろいろな変化のある日常活動を考えたものだった。菜園や音楽グループの訪問、ビンゴゲームなど、少しでも生活に潤いのある刺激をと試みた。しかし、この施設に移ってきた老人たちは、すでに自宅で生活できない老人ばかりの重症者であったため、なかなか思い通りには事が進まなかった。

こうして書くと、怠惰なスタッフばかりだと思われるが、決してそうではない。ゲルマン民族特有の清潔好きが高じて、一分もじっとしていないスタッフもいる。とにかく動くのだ。窓際の植木を動かしては拭き、棚の飾りを一つずつていねいに拭いたり、後で捨てようと思って置いてあったゴミがすでにその人によって捨てられてあったりと、その働きっぷりは見事なものだ。

中にはジョークのうまい人もいて、スタッフをよく笑わせていた。自分たちは医者でも看護婦でもないから、要するに脳はカラッポで肩書きは何もないということか、とスタッフが話していると、「おやおや、肩書きの何もないあんた方は可哀想にね！　私もヨシコも、少なくとも『外人』だとは書けるね。ハッハッハ」と、デンマーク人の彼女は明快に言って笑っていたのを覚えている。彼女がいると笑いが絶えないので、居間にただ座っているだけの老人たちも何か明るい感じがする。

その病棟には、二人のまだ動ける老女がいたので何らかの作業を期待していたが、彼女らは何にもしないでただひたすら徘徊するだけだった。つまり、脱走の常習犯だったのだ。スタッフが食事や衛生に忙殺されているころを狙って、この二人は脱走するのだ。それで、彼女らの襟には小さなアラームのセンサーを取り付け、病棟から出ようとすると玄関のドアの所で警報ブザーが鳴るようにできている。アラームが鳴って飛び上がるように出ていくと、二人の老女は手と手を取り合って寄り添うように玄関を出ようとしている。

「どこへ行くの」とスタッフが尋ねると、「うちへ帰るの」と声をそろえて答える。「住所は？」と尋ねると、彼女らが育った幼いころの住所をそれぞれ答えるのだった。

その住所には、今は他人が住んでいるのだ。帰る家はもうない。手と手を取り合ってうなだれて自室に戻る二人に、老いる哀しさを感じる。家出や脱走の話を私たちはよく耳にする。老人たちは無意識のうちに、自分たちが今住んでいる場所は仮の場所だと感じているのかもしれない。自分の家に帰りたい、しかも自分が育った子どものころへ帰ろうとしている。また、移民の多いこの国でスウェーデン語を習い、普段ちゃんとスウェーデン語で応対できた老人も、痴呆になると往々にして母国語しか口から出てこなくなる。

各病室で、寝ている患者に向かって優しくロシア語で話し掛けていた老女を思い出す。もと看護婦だったロシア人の彼女は、まだ仕事をしているつもりで、背筋をピンと伸ばし、厳かに病人の様子を見て回っていた。注射器を取り出したりする危険がない限り、私たちは彼女の見回りを日課として受け入れていた。患者のベッド脇にたたずんで一言二言ロシア語で話し掛けては、元気を出しなさいよ、とでも言っているように軽く布団をたたいては出ていく。自分も痴呆になったら日本語で作業療法をして回るのだろうか、とふと心配にもなる。頭はやはりいつまでも使うべきなのだと改めて思う。

大きな改革はできないが、老人たちに週一回の散歩をできる限り日課とするように取り入れた。車椅子で散歩しながら、いろいろと話し掛けていく。道端の花に手で触れ、香りを嗅ぎ、花の栽培の知恵を聞き出そうと努めたこともある。興味のあるものであれば、何かを思い出すかもしれないと期待して……。

それから、老人たちが子どものころに馴染んでいて知っている古い用具、農家で使うバターづくりの器、学校で使用されていた家具などを居間に飾ったりもした。機械的な日常に少しでも潤いをもたせたかったからだ。短期間で大きな革命はできなかったが、試みだけはできたと思う。

日本の現状はどうであろうか。毎日、散歩ができるほどのスタッフがいるのだろうか？　少なくとも、老人八名に対して常時二名の介護者がいるのだろうか？　座ったきりは、やはり寝たきりよりよいのだろうか？　ならば、日本の老人を座らせることはできないのか？　昔の掘りごたつのように、畳の上でも楽に座れる部屋を造ることはできないのだろうか？　介添えが足らなくはないのだろうか？

いろいろな疑問がわく。日本からの視察の人たちに、私も思わず逆に質問してしまうこともある。畳だと介添えが難しい、ヘルパーがいても家族が受け入れてくれない、痴呆老人を抱えていると分かっていても自分の家にはそんな人はいないと隠してしまう、もし何かあったら誰が責任を取るのだ、補助器具も高くて買えないなど、日本にある責任問題、文化の違い、地理上の問題、理念の相違、一体何が壁となってスムーズに福祉ができないのか？　問題は山とあるのだろう。

日本からの視察の人が疑問に思うことの一つに、なぜ老人施設において老人独得の匂いがしないのか、ということがある。つまり、尿の匂いがしないというのだ。これは、おむつを頻繁に替えているのが第一の要因だが、そのほかに掃除用の洗剤は家庭用のものを使用しているし、老人は自宅から持ってきた自分の洋服を着ているので、施設特有の匂いがしないのだ。それに、小人数の老人に広大な空間をもつ施設のため、匂いが充満しないことも大きな理由だろう。

あるナーシングホームの見学に、私も通訳として行ったことがある。個室が多く素晴らしい施設で、ドアも玄関の所だけはパスワード式のドアであった。痴呆老人のいる場所でも、家具から調度品まで何もかもが普通に置いてある。重度の痴呆症の老人までいるので、日本人には不思議らしい。スタッフが多いので、デイケアセンターへの参加やナーシングホームで企画するいろいろな活動に参加できるし、常に患者の要望にこたえている。広い空間のある施設は、端から端まで歩いても結構よい運動になる。このように、老人の精神的なストレスが解消されることによって、家具や調度品を破損する行為にまで及ばないのだろう。しかし、痴呆ではない高齢者の個室を見せてもらったとき、ベッド脇に座ってウォーカーを持って立ち上がろうとしていた老人が私たちを見て怒鳴り始めた。案内役の婦長を見つけて、彼が怒鳴っているのだ。

「ここは、俺たちの好きにはさせてくれないぞ！　何でも女どもが決めるのだ。俺たちの権利はないも同然だ。そいつらに言ってやれ！」

婦長はそそくさとその部屋を閉めて、私たちを居間へ連れていった。私は、言葉が分かるだけに居心地が悪かった。スタッフはみんな、ガラス張りの休憩室でコーヒーを飲んで談笑しているのが見える。婦長は、今ちょうどコーヒーブレイクタイムだから、と付け加えた。

どの国の医療福祉システムを見ても完璧なものからはほど遠いし、再検討しなければならない部分もたくさん抱えているのが現状だと思う。前述したように、高齢者福祉の最先端を行くスウェーデンでさえ老人看護への批判が出始めた事実は、高齢者福祉への方向転換をこの国でもじっくりと見直すよい機会を得たのではないかと思う。

これを肯定するように、一九九七年一〇月一六日の「シドスヴェンスカ」の朝刊で、マルタ・ゼベレイ（Marta Szebeheley）女史を中心にした四人の研究家たちが、デンマーク、スウェーデン、ノルウェーに住む高齢者を対象に、一九六〇年から一九九五年までの医療福祉状況を比較調査した結果を発表していた。これはオスローの学会で発表されたもので、それによると、スウェーデンのホームサービス（hemtjänst）を受ける六五歳以上の高齢者は、現在一一パーセントにしか至らず、一九八〇年度から比べると半分に減少しているというのだ。これに対してデンマークは二〇パーセント、ノルウェーは一四パーセントと、スウェーデンは何と最下位なのだ。

この原因は、高齢者福祉のたび重なる大幅な予算削減の結果に相違ないらしい。デンマークではホームサービスは無料、そしてホームサービスを受けている老人家庭の数はどの国よりも多い。しかし、一人当たりのサービス時間を見てみれば、スウェーデンがもっとも長く、デンマークはもっとも短いのである。その原因を四人の研究家たちは、デンマークでは病気になる以前に健康を保持する目的でいろいろなサービスを行い、なるべく自活が継続できるように配慮されているが、サービス時間の長いスウェーデンは重度の患者の在宅ケアが増加しているため、一人当たりに要する介護時間が当然長くなるのである、としている。

老人ホームなど施設の整備標準もデンマークが一歩上を行き、すべての老人に個室を与えている。ノルウェーでは七〇パーセントで、スウェーデンは五〇パーセントしか老人が個室を確保していない。これを読むと、ヴェーンヘムス病院の大部屋に残った老人たちを思い出す。自宅へ帰りたくても帰る家がなかった老人たちのことを……。

デンマークでは、さらにそれぞれのコミューンが高齢者のホームサービスのニーズを調査し、それ相当に対処するのはコミューンであると義務づけている。これほどの任務を課すのは、デンマークの政治家たちが高齢者福祉を重要視し、最大限の経済投資をしているからであろうと言われている。何事にも昔からチャレンジ精神の旺盛なデンマークは、新しいことに飛びついてゆき、それを受け入れてきた。スウェーデンはその点、慎重に物事を運ぶ。医療福祉にまでも、同じ北欧でありながらこんなふうにお国柄が出るのは面白い。

一九八〇年代には医療福祉のトップを切ってリードしていたスウェーデンが、北欧で現在最下位に落ちたことは、これまでの老人福祉への厳しいセーブが立証された結果のリポートであり、行政への手痛い批判ともなった。これからは、保健管理を優先しているデンマークの高齢者福祉を見習い、姿勢を正さなくてはならないとスウェーデンは反省している。コストダウンを狙ったがゆえに生じたひずみを決して無駄にせず、これをきっかけとして、新しい方向へスウェーデンは矛先を変えて躍動していくのだろう。

北欧では、いつもこのように隣国の目が光っている。よその国よりはよりよい福祉を、よりよい医療を、と何事においてもお互いに高め合ってきている。よい意味での競争心をもっているため、今回の共同研究の成果を検討して、スウェーデンはさらに飛躍していくことになるであろう。

13 政治家たちの野望

スウェーデンの国会では、スコーネ地方自治体が一つの共同体として自治行政してもよいと許可した。成功すれば、スウェーデンの代表モデルとして、ほかの地方自治体をリードすることにもなる。スコーネ地方は、歴史的背景を考えても、一つの独立した自治体の要素をもともともっていたと考えられる。一七世紀にデンマーク領からスウェーデン領になったこともあって、慣習も言語も、ほかのスウェーデンにはない独特のものが残っている。一見すると、スコーネ地方だけが独立しているようにさえ見えるのだ。

ルンドとマルメの大学総合病院の合併の背景には、コミューンとランスティング（県）とに分割行政されていたこれまでの医療を、ここで一つにまとめて、一気に地方行政の直結管轄下にしようとする政治家たちのもくろみがあった。事の始まりは、一九九〇年の秋、マルメヒュースレーン（Malmöhus）とクリスチャンスタツレーン（Kritianstads）の定例社会民主党総会で、当時のベングト・ホルゲルソン（Bengt Holgesson）会長が、それまで再三議題に上がっていたスコーネ地方統一の件に決着をつけるために最終審議をしたことにある。その理由は、現在コミューンやレーンという境界線を越えて互いに助け合い、財政の立て直しを図り、一括行政をする必要性に迫られているとした。

どの政党もスコーネ地方の統一、かつ自治独立には文句もなく、満場一致で可決された。もちろん、地方自治委員会は保健医療だけではなく、これまでランスティングやコミューンが担ってきた医療、環境問題、交通機関、建造物、教育、人事など、そのほかの広範囲の分野にわたって効率化や活性化を推進するのも目的としている。だからといって、コミューンが消滅するのではない。コミューンはこれまで通り、社会福祉、幼稚園、余暇対策、文化、人事などの末端行政を担う。境界線が不充分で明確でないぶん、どこまでがコミューンが担い、どこからがランスティングの配下か、あるいはスコーネ地方自治体の配下になるのかがあやふやで見当がつかない危険性はあるが、職員でさえ皆目分からない状態なので、一般市民がおおいに戸惑ってしまうのは充分理解できるだろう。この合併を分かりやすくするために日本の自治体に置き換えると、たとえば中国地方を総まとめにして地方行政を始め、そこで地方議会の役割、県の役割、市町村の役割と、どこがどの部分までの責任を負うかを論議するということである。

とにかく、地方自治統一の大きな利点は、裕福なコミューンが貧しいコミューンの財源をカバーするところにあると政治家たちは言う。それによって、地方財源の平等とその充実が確保推進されるというのだ。このようなレーン、ランスティングやコミューンを統一して行政機関の経営管理部門を一ヵ所にまとめようとする動きは、スコーネ地方だけではなくスウェーデンの全国的な傾向である。

スウェーデンの医療における行政組織

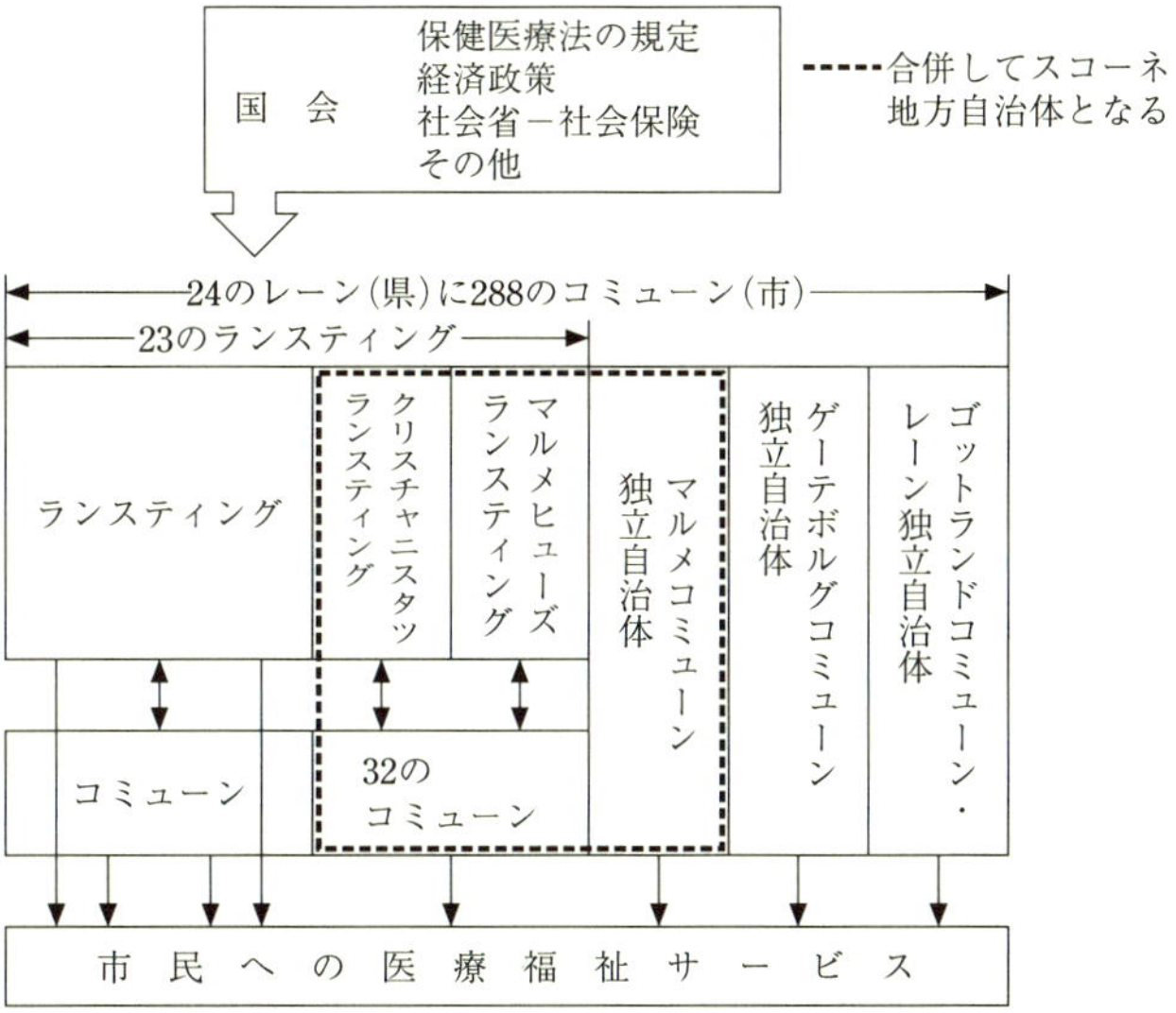

レ　ー　ン(県)：全国を24に分けている。ここでは主に、国土の農業計画、民間防衛、道路交通規制、また各自治体の行政管理を行うなど、国政の直割となっている。

ランスティング(県)：レーンとほぼ同等の分割であるが、独立行政をしている市自治体もあるので23に分かれている。主な行政としては、保健医療（病院など)、専門教育、職業リハビリ、文化活動など。

コミューン(市)：288ある。市の行政としては、主に市民に身近な社会福祉（サービスハウス、グループホームなどの運営)、学校、公衆衛生、公共施設の建造など。この中で、上記図（右側）のゲーテボルグ、ゴットランド、マルメの三つは例外で、独立自治を行い、ランスティングの役割もしている。

また、マルメコミューンは市内を６地区から現在の10地区に分け、それぞれを独立した自治組織とし、より市民に近いローカルレベルでの行政を始めた。

私たちのような下の者が日常の雑務に追われている間に、スコーネ地方自治推進委員会では着々とスコーネ地方合併の運動を進めていたのだ。そして、一九九七年の一月には、クリチャンスタッレーンと、マルメヒュースレーンと、もともと独立自治をしていたマルメコミューンとが合体して、三三のコミューンからなる「スコーネ地方自治体」を成立させた。そして、三人ずつの、コミューンを代表する議員九九名からなる「スコーネ地方議会」が新たに設けられた。これによって、保健医療は現在スコーネ地方に一〇ヵ所ある総合病院を中心に、全体を大きく分けて五つの保健医療区域に分割した。

マルメ大学総合病院は、四つのコミューンからなるスコーネ南西部地域の配属になり、南部先端にある町ツレレボルイ（Trelleborg）の病院と噂通りに運営合併した。ツレレボルイはルンドと同じく、一九九六年にランスティングから独立してコミューンレベルで医療福祉行政を施行したばかりだったが、これでスコーネランスティング（現在の地方自治）に逆戻りするわけとなる。

マルメの人口二五万人余りにツレレボルイの人口九万人が加わった三四万人に、現在縮小された医療職員八千人（ツレレボルイの職員は千人）が携わることになった。合併するにあたって、ツレレボルイの医療地区会長であるインゲル・ニルソン（Inger Nilsson）氏は「ミョーテ（mote）」という医療広報新聞の中で、「予算削減という厳しい条件の中にあっても、一にも二にも患者を中心にして能率のよい医療ケアを促進していかなければならない」と、患者を尊重する姿勢を示している。

スコーネ地方の行政組織　1999年11月現在

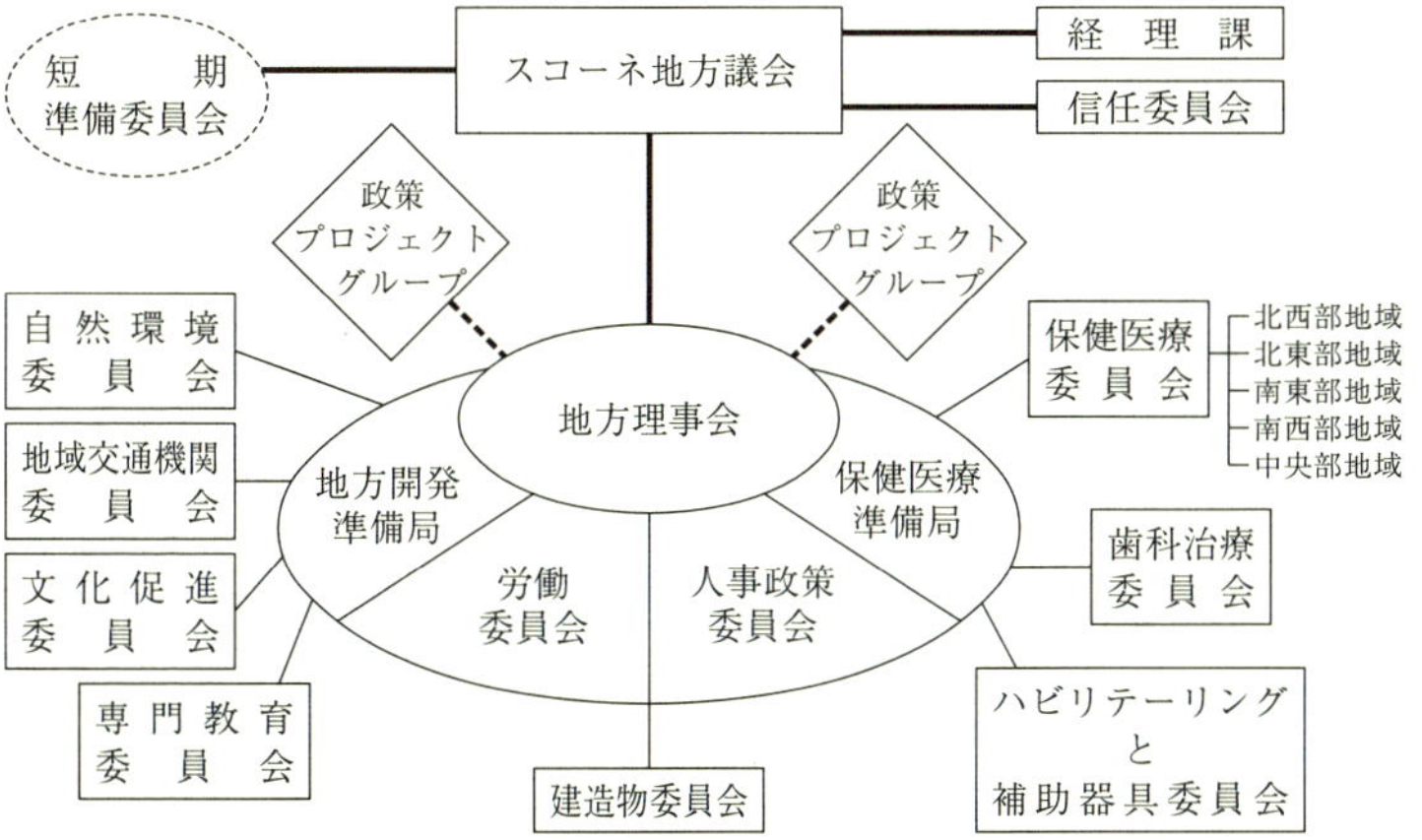

注：ハビリテーリングと補助器具部門が、今回、大学病院より離れて独立運営されることになりました。

マルメの医療委員会議員であるペールウーロフ・ウーロフソン（Per-Olof Olofsson）氏は、合併での利点をこう語った。

「二つの病院が合併することは、救急医師の人数が増えるということで、治療や手術への待ち時間が短縮されますし、さらに一ヵ所で専門の集中治療ができるので治療に必要な知識も深まり、専門の医療技術も高まるという利点があります。たとえば、スコーネ地方自治行政への準備期間だった一九九七年度には、すでに整形外科方面で膝や大腿骨の計画手術はツレレボルイ病院で専門に行われ始め、マルメでは広範囲にわたる救急の整形手術に専念できるように役割分担が決められてきました。それまでは、分散された少ない職員で整形外科の内容全域にわたって治療ケアをしてきたのですが、高等技術を併用できるもっと能率のよい効果的な専門ケアがそれぞれの病院で実施できるようになっています」

マルメとツレレボルイとの病院が合併することを耳にしたときは、さほど私たちには影響がないと思っていた。両病院の産婦人科と小児科が一つ屋根の下に統一されると決められて、さらにその案がすぐに凍結されてしまったことは前にも述べたが、大した影響はないと、頭上で決定されることに「またかあ」と思う程度であった。これまで、マルメ大学総合病院という会社に雇用されていたのが、スコーネ地方自治委員会という大会社に吸収されただけだという安易な気持ちでいた。手元に、「あなたはマルメコミューンからスコーネ地方自治体に雇用変換されました」という通知が来ても、そうなんだと安易にとらえていた。

ところが、実際は意外と厳しく、これまで毎年の決算の際に予算を必ずオーバーするチーフ（各科の総院長など）はその首からして危ういと言われた。しかし、予算自体が著しく減少しているし、ニーズは以前にもまして増えているのだから、予算がオーバーするのも仕方がないと思うのだが。

ルンド大学病院では、すべてのチーフがスコーネ地方自治体のスタートに際して一時解雇され、一九九八年の二月から新編成されるチーフ一人ひとりが改めて検討されるという厳しいものになった。またマルメでは、ツレレボルイのハビリテーリングセンターと合併するため、正規雇用の年数が長い職員が優先されて首がつながったとしても、ある日突然、転勤命令が下るかもしれない状況となった。スウェーデンでは個人の意志が尊重されており、出張や転勤にしても絶対服従は今まではあり得なかったが、それがこれからはひょっとしたら起こり得ることになるのだ。事情が事情だけに、みんな戸惑っている。

本書冒頭で記したルンドとマルメの大学総合病院の合併も、一年の準備期間後に再び話題として持ち上がってきた。スコーネ地方自治委員会では、ルンドを中心とした南東部地区とマルメを中心とした南西部地区を、ゆくゆくは統一行政するような革新的プランが出ている。ますます、本書冒頭で紹介したように、アンナカーリンが危惧したような事態になるかもしれないのだ。

ルンドのハビリテーリングセンターのスタッフに話を聞いてみると、彼らも非常に困惑しているという。一九九六年から、医療福祉がランスティングレベルからコミューンに行政管轄を引き渡したばかりで、その後組織改革が行われ、最近やっとコミューン行政の観念が社会に浸透したばかりだったのだ。それが今度は、またスコーネ地方自治へと医療行政が移動する。それはまた、新たな組織改革につながる。上部の組織改革は職員だけに影響するのではなく、果ては大きいものので建造物一式から内部の改装改善、小さいものは組織名の改名や便箋に至るまで、シンボルマークやロゴテキストまで変わることになるのだから、先に述べたように想像以上に大変なことである。実際、私も改革のたびに患者登録用のコンピューターのパスワードが従来のものから新たなものに変わったりするので、頭の中がすっかり混乱してしまったことがある。「もう、いいかげんに変化しないで！」と、叫びたくもなる。

目まぐるしい改革のおかげで、スウェーデンの医療福祉に関する統計や調査報告書をつくっても、すぐに古くなってしまって役に立つ資料にはならないのだ。でも、このように一見無駄なお金を使うように思える改革なのだが、今回の改革は国全体にわたる大幅なもので、国庫補助金の整理合理化や地方財源の充実確保など、長い目で見れば二一世紀へ向けて飛躍する大計画となるかもしれない。

一九九八年の一月からスコーネ地方の新しい保健医療五地区の第一歩がスタートして、この一年間はスコーネ地方自治体という大型の車を徐々に前進させる試運転の期間となった。これまでのコミューン職員は、名実ともにスコーネ地方職員として新たに出発し、スコーネ地方自治体の行政管轄区域内では職員の自由移動が可能になった。

たとえば今までは、自分が勤めていたコミューンから移転してほかのコミューンに職を求めた場合、それまでの勤続年数は加算されず、給料も初任給と同様であった。ところがこれからは、スコーネ地方自治体という親会社の下にコミューンという子会社があるわけだから、コミューンを越えてもスコーネ地方内なら勤続年数を加算してくれるのだ。

余談だが、私の勤務年数もマルメコミューンにおいて去年（一九九九年）で二五年になった。そのため、勤務功労賞をスコーネ地方自治体から受け取ったのだが、勤め始めたのはつい最近のような気がする。ハビリテーリングのスタッフには、ルンドやツレレボルイなど、コミューンを越えて働いていたので功労賞をもらえないとあきらめていた人もいたが、私とともに受け取ることができた。このことは、マルメコミューンだけのときには考えられないことであった。またこのほかに、これまで多少の差があったコミューン間の医療政策が今回の統一で平等化され、医者の足らないへき地に医者を送ることや、専門家を他所へ派遣することも可能になったといえる。患者にとっては、コミューン間の移動の際に必要だった各種の申請書が必要なくなって、スコーネ地方内なら自由に移送タクシーが使用できるようになったし、専門医の診察が受けやすくなったという利点がある。つまり、これまでより簡単に遠出ができるのだ。

このスコーネ地方自治体の設立の日を目指して、政治家たちは住民たちに対して、さまざまな形でインフォメーションやキャンペーン活動を繰り広げてきた。毎日の新聞はもとより、広報誌、医療関係雑誌など、さらに分かりやすく説明したビラやチラシが各家庭に配られた。それらには、政治家たちの野望が宣伝されている。

「これまでの分散されていた力を統一させて、医療、教育、環境計画、文化、産業、観光、地方サービスなどの発達に共同投資していくことを、我々は二一世紀の目標としている。医療福祉の面では、現在の過渡期を超えて、住民の願いを聞き入れて、その上で新しい対策を創出し、それをこれからの主流となしていきたい。

そのほかの面でも、スコーネはヨーロッパにもっとも近い南部にあり、地理的にも恵まれた場所にあり、マルメとヨーロッパをつなぐ大橋がオーレスンド海峡にできている。陸と陸がつながって、車や汽車で一足飛びにヨーロッパの中心部に到達することになるのだから、スコーネ地方の商業発展にも知識向上にも大いに役に立つ。ヨーロッパが一気に近くなったと思えばいい」

政治家たちは、さらに飛躍してこうも宣言する。

「スコーネ地方自治体は、スウェーデンという国だけではなく、ヨーロッパ諸国にも参加してヨーロッパの改革にも加わろうという大きな野望をもって望んでいる。これからは、スウェーデンだけのスコーネ地方ではなく、ヨーロッパの中のスコーネになりたい。ビジョンは、大きければ大きいほどよいと言うではないか」

こんなふうに、スコーネ地方自治体の宣伝を誰もが何度も目にしたり耳にしたりしてきた。政治家たちの熱の入れようがうかがわれるだろう。でも、この地方自治体の設立が意味することを完全に把握するのは非常に難しいと思う。誰もが半信半疑で、正直言って右往左往しているのが現状だ。しかも、政治への不信は年々増えてきている。その混乱状態の中で医療福祉は実践され、少なからず形をなし始めているのだ。

スウェーデンの医療福祉は、何度も言うように過渡期を向かえ、それを乗り越えて前進していこうとしている。不況という風を受けながらも、スウェーデンという大きな船の矛先を何度も移動させながら荒波を乗り越え、そして現在、ようやく乗り切ろうとしている。

14 医療福祉へのユートピア

スウェーデンの医療福祉を、私は一人の作業療法士として、内側から見たままあるがままに述べてきた。行き詰まった高齢者福祉が抱える問題にも触れたため、この国が誇る高齢者福祉の恥部をさらしていると、プライドの高いスウェーデン人たちは顔をしかめるかもしれない。視察に来た人たちは、素晴らしいスウェーデンの福祉を見て感動しているのに、ひょっとしたら私はそれに水を差しているのかもしれない。でも、この国で事実、直面している高齢者の介護問題の暗部も、均等で素晴らしい医療福祉が与えられている状態も、どちらも現実のスウェーデンなのである。

日本に比べると、いまだに最先端を行くのがスウェーデンなのである。この国が抱えている問題は、現在の日本が抱える難題に比べると雲泥の差がある。素晴らしい福祉国スウェーデンよりも近代的な医療設備が整っている病院もある日本だが、何もかもが一般化されて均等に与えられているスウェーデンの医療や福祉を考えると、まだまだ日本は非常に遅れていると言わざるを得ない。

文化も歴史も違い、また地理的にも比較することのできない医療福祉かもしれないが、スウェーデンにはスウェーデンでの焦燥があり、対策があることを知ってもらいたいと思う。個人レベルで医療や福祉の保障を獲得していくのではなく、一つの共同体として組織ごと変貌し、そしてさらに医療福祉の向上を願っているその力量がこの国にあることを知ってもらいたい。たとえ、クリスチャンの父親が自分たちの権利は自分たちの努力で勝ち得たと主張しても、この国にはそれを与える余地があり、それを得る権利が保障されていることを知ってもらいたい。

政治家という舵をとる責任者が、医療や福祉の基本指針を決断すれば、それなりに変換することができる。変換の素早さにしばしば唖然とさせられるが、政治家の権力がいかに強いか、またそのポジションがいかに重要であるかが分かるだろう。下からの改革は難しいが、先頭に立つ者が常に後者の人権を均等に保護し管理しながら誘導していけば、すべての施策が医療福祉の向上に役立つのだ。

このような政治家の姿勢は、スウェーデンだけでなく、とくに日本のこれからの行政改革を考える上においても必要となる姿勢ではないだろうか。もし、上に立つ者が指針を示さない場合は、市町村レベルから変革していってはどうだろうか。自分の村あるいは町は、素晴らしい高齢者福祉がなされていると自慢できるような改革がなされればいい。そして、地方分権についての論議が盛んな現在、下から改革の波をつくるのも面白いと思う。

最後に、ユートピアと笑われるかもしれないが、私なりの医療福祉のビジョンを記したい。それは、日本とスウェーデンのよいところばかりを集めた新しいビジョンである。それは、これからの医療福祉に柔軟性のある多種多様性のある選択市場を広げることである。つまり、老人や障害者、あるいは介護する家族が自分で必要とするだけの公的サービスを選べるように、居住地区の福祉サービスを行政は充実かつ豊富に、無料あるいは安く準備するべきだということ、そして、医療と福祉が手を組んで、柔軟な態度で障害者個人の生活を保障していく公的なサービスがあって欲しいということである。

スウェーデンのシステムをモデルとして、そのまま日本へ輸入するのには私は反対だ。ある視察団の人は、スウェーデンの老人施設をそっくりそのまま真似て日本で同じ建物を建造したそうだ。日本の風習、気候や地理条件も考えない、野蛮な行為である。畳のある生活に馴染んでいる老人に、ベッドだけの生活を強要するなんて……。

日本の古来からある素晴らしいものを、私は残していきたいと思っている。これは、外国に長年住んで日本を懐かしむ気持ちから言うのではない。作業療法士として、老人が営む日常生活をできる限り存続させ、尊重していきたいからである。両国の良い点を集めるといっても、集団を基本とする日本と、個人主義のスウェーデンとではすべてにおいて相反するかもしれないし、その実現は不可能に近いかもしれない。しかし、現在高齢者や障害者が置かれている立場を考えると、あえて両方の良い面をバランスよく取り入れて、少しでもユートピアに近づけたいと願わずにはいられないのである。

それにはどうするか？　私は日本に昔からある、家族のつながりやご近所の連帯性なるものを改めて見直し、かつてのような人間関係を取り戻してもらいたいと考えている。こう書くと、「ええーっ?」とみんな眉間にしわを寄せるだろう。個人の自立を賞賛するスウェーデンに住みながら、なぜそんなことが言えるのだろうかと、憤激する人もいるかもしれない。でも、もう少し話を聞いてもらいたい。自立を促すスウェーデンに長年住んでいるからこそ、日本の良さも分かってくると言いたい。私が言いたいのは、精神的な面での家族のつながり、近所との助け合い精神、子どもが親の面倒をみるという、そういう姿勢を残していきたいのだ。幼いころから他人に依存しないで自立を目的として自己主張する、また自己決定権のあるスウェーデンの姿勢は素晴らしいと思う。そして、それにあやかりたいのはもちろんだが、核家族になりやすいために孤立してしまう老人のことを考えると、必ずしも全面的には賛成できない。

地区で作業療法をしていて、歩けるのに一週間も一ヵ月もずーっと閉じこもったままで外に出ない人もいたし、誰にも気付かれないまま死亡する人も多い。システムの過剰がゆえに受動的になってしまう老人や、サポーターの手は多いが精神的に孤立してしまっている障害者を考えると、助け合うことのできる家族愛が必要だと痛感する。だからといって、スウェーデンには家族愛がないのかと早合点はしないで欲しい。もちろん、ちゃんとあるのだが、多少そのセンスが歴史的に違うのだ。

私は、スウェーデンでも、日本の障害者や高齢者の医療福祉を紹介する機会を得ている。そのときにスウェーデン人が常に感心することは、日本人の家族のつながりや連帯性なのである。日本の障害児が通っている乳幼児対象の療育園では、必ず母親がついていき訓練をしている。その訓練風景の温かさ、交わりの深さに、スウェーデンでは見られない何かを感じるらしい。私ももちろん、この交わりの深さには感動しており、前述したように、これは是非とも残してもらいたい親子関係である。しかし同時に、若い母親が父親の助けもなく二四時間かかりっきりの苦労を考えると、やはり行政は多くのシステムを豊富に用意し、彼らが利用したいと思えるような柔軟な形で使えるようにするべきだと考える。そして、父親の参加がもっと自由に、平等にできる社会づくりを願っている。

現在の日本では、かつてほどでないにしろ、まだまだ母親・主婦という女性の手に家庭内の仕事のすべてがかかってくるという大変不公平な状況がある。障害児ができれば、その面倒はすべて母親の手にかかり、ひどい所になれば、母親が産んだ責任さえ取らされる。また、高齢者を抱えると、それに基づくすべての仕事を主婦一人に任せてしまう。また、それらの仕事を拒否したり、しないとなると、社会的に非難されるのだ。しかも、非難するのは同じ女性たちなのである。そして、仕事を抱え、家族の面倒をみ、家事・洗濯とすべてをやりこなすスーパーウーマンが崇拝されてしまうのである。こんな社会では、スウェーデンで言われるような、家族それぞれが均等に物事に対処していくという平等の精神が浸透するのは非常に難しいし時間がかかる。一人の女性としての仕事はおろか、その生き方まで変えてしまう日本の社会を、私はうらめしく思わずにはいられない。

もしここに、ヘルパーシステム、ショートステイホーム、デイケアシステム、老人ホームがあり、地区の医療チームなどのサポートシステムがしっかりとあれば、どんなに力強いであろうか。自宅での障害者や老人の介護に悩まなくてすむだろう。電話一つで顔見知りのヘルパーが来てくれれば、安心して女性も男性も仕事が続けられるだろうし、ショートステイを利用できれば家族みんなのエネルギーを充電する機会も得られるのではないだろうか。疲れきった家族の顔を見るのは、介護してもらう老人にとっても、障害者にとっても、決して喜ばしいことではないだろうし、生きる意味のない日常になってしまう。また、すべてのエネルギーを吸い取られれば、介護するのも苦痛になるだろう。また、自宅において面倒をみるだけの場所がないという人のために、地区内の至近距離に老人ホーム（サービスホーム）を造り、いつでも家族が会いに行けたり、週末は自宅に帰宅できるような環境をつくれば絆が途切れることはないし、老人にとってもさほどつらくはないと考える。子どもが親の面倒をみるのは、親が子どもの面倒をみるのと同様に当たり前であろう。また、事情のある人には、近所の人がボランティアとして家族同様に面倒をみるのもいいだろう。どんなシステムにしろ、自然な形であって欲しい。

こんなふうに、利用者側が公的サービスを選択できるような多種多様なシステムが欲しいのだ。そしてその中で、それぞれの家族にあった適切なシステムが利用できるようになってもらいたい。社会的には平等観念の浸透を図り、男女だけではなく、個々の人権を最大限に保護できることを願う。その上で、それぞれが選択する生き方に自信がもてるようになればと思う。

ヘルパーも、ショートステイも、デイケアも、今の日本にはすでにあるというかもしれない。しかし、それが本当に平等で、誰でもがそのシステムを利用することができるのだろうか？　また、実際に何のトラブルもなく利用されているのだろうか？　その施設には、専門のスタッフが充分いるのだろうか？　ＡＤＬ訓練を的確に把握できる作業療法士はその場にいるのだろうか？　ハビリテーリングセンターと協力しながらケアはできているのだろうか？　ヘルパーの数は足りているのだろうか？

日本では、ヘルパーになるにも資格を取らなければならないという。また、その資格にも何種類もあって、取得するのに年数がかかるそうだ。なぜだろう？　前述したように、スウェーデンでは、ヘルパーやアシスタントになるのに何の資格もいらない。誰でも、希望して空きさえあればいつでもなれる。そして、先輩のヘルパーに手取り足取り教えてもらいながら実践で覚えていく。また、ヘルパーをしながらいろいろな講習を受けて知識などを身に付けていく。この違いはどこからくるのだろう？　先にも述べたが、たぶん日本ではトラブルが生じたときのことを考え、その責任の所在を重要視するあまり、それ相当の資格が必要になってくるのだろう。しかし、本当にそこまで必要なのだろうか？　故意に起こした事故でもないのに、なぜ必要以上に責任を問うのだろうか？　想像するに、日本の場合は、医療の場においても障害者・高齢者の面倒をみる場合においても、みる側の権威とか居丈高な姿勢を相手やその家族に押し付けているのではないだろうか。それがゆえに、事故があったときに患者の家族側に反逆精神が芽生えているように思う。最初の段階からもっとコミュニケーションをとり、相互理解に努め、社会的に絶対なる相互の保障さえ確立してあれば、制度そのものに対する考え方も変わってくるように思う。

呼吸困難に陥りそうな超重度障害児が毎日学校へ通い、ハビリテーリングセンターで訓練を受け、みんなと同じように町へ買い物に出たり、映画へ行ったりしている。車椅子の後ろには呼吸器装置を備えて、アシスタントとともに生活を楽しんでいる。養護学校の生徒も健常児の通う学校への入学を許可されて、それにあった受け入れ態勢も整っている。日本でも、障害児と健常児が何のわだかまりもなく一緒に生活できる日は来ないのだろうか？　そして、地区やハビリテーリングセンターの医療チームをシステム化して、地区や家族とともに協力しあった豊かな社会はできないのだろうか。

これが、私の考えるユートピアなのである。たぶんこれは誰しもが望んでいることだろうし、それに向かってみんなが今努力していることだと思うし、またそう思いたい。本書を読む読者のあなたは、ひょっとして学校職員かもしれないし、すでに医療に携わっている人かもしれないし、これから作業療法士になろうという人かもしれない。何をする人でもいい。あなたにできることは、障害を抱えている人や老人やその家族に出会ったときに、その人にとって一番よい環境と生活が与えられるように柔軟な頭で接することだろう。そうすれば、必ず身近なところから変化していくと思う。

あとがき

作業療法が楽しいのは、療法士として自立した治療計画が立てられることにあると思う。もちろん、それは専門職間の相互意見をまとめ、また障害者自らの声にもなり、障害者の日常生活が営みやすいようにガイドするものであるが、多面的な活動を必要とする職業なのでバリエーションが出てきてとても楽しいのだ。スウェーデンの作業療法士と日本の作業療法士ともに基本的な仕事内容は同じでも、その形態は本書で述べたようにかなりの差がある。人口密度や社会的背景、歴史的背景、地理的背景、文化的背景を考えれば、それが異質になって当然だろう。

本文でも書いたように、この仕事には、それぞれの人の療法士になるまでの経験や体験が大きく影響してくる。今までの自分の経験を生かすことができるか、それに挑戦してみるのも面白いのではないだろうか。本書を読んでいただいた読者の中から、一人でも多くの作業療法士が誕生することを願っている。

私は、スウェーデンにおいてスウェーデン人と同等にその社会の中で働きながら、作業療法士としていろいろと考えさせられる場面に遭遇した。ときには、それが作業療法士であるからなのか日本人であるからなのか、と戸惑ったこともある。そして、これはぜひとも日本にも取り入れてもらいたい、あるいはスウェーデンも日本から学んでくれればいいのに、と両方の国の良いところばかりでその仕組みが構成されればよいのにと常に考えている。

文中から分かっていただけたと思うが、スウェーデンでは相次ぐ変革の波に職員が立ち向かいながら、今以上により良いゴールを目指して頑張っている。スコーネ地方自治体という独立した行政体が明らかになってきている今日、その歴史の流れの中で働ける私も幸運であり、またそれを紹介できる場を与えていただき、自分の思うままに自由に書かせていただいた新評論の武市一幸氏に本当に感謝している。さらに、日本にいる母と姉家族の愛情あるサポートや友人たちがいたからこそ、こうやって遠いスウェーデンでの暮らしが続けられているのであろう。そのことへも、この場を借りて心から感謝したい。

最後に私の願いとして、障害者、弱者にとって一番必要となる行政間のバリアフリー思考が今以上に日本の社会の中で浸透していくことを望む。一人の人が日常生活を円滑に営むためには総体的なバリアフリーが必要であり、それは行政間が協力し合って初めて達成されるものだと考える。視線を、縦軸だけでなく横軸にも向ける勇気と努力を願いつつ、筆を置きたい。

二〇〇〇年　一月　マルメにて

河本佳子

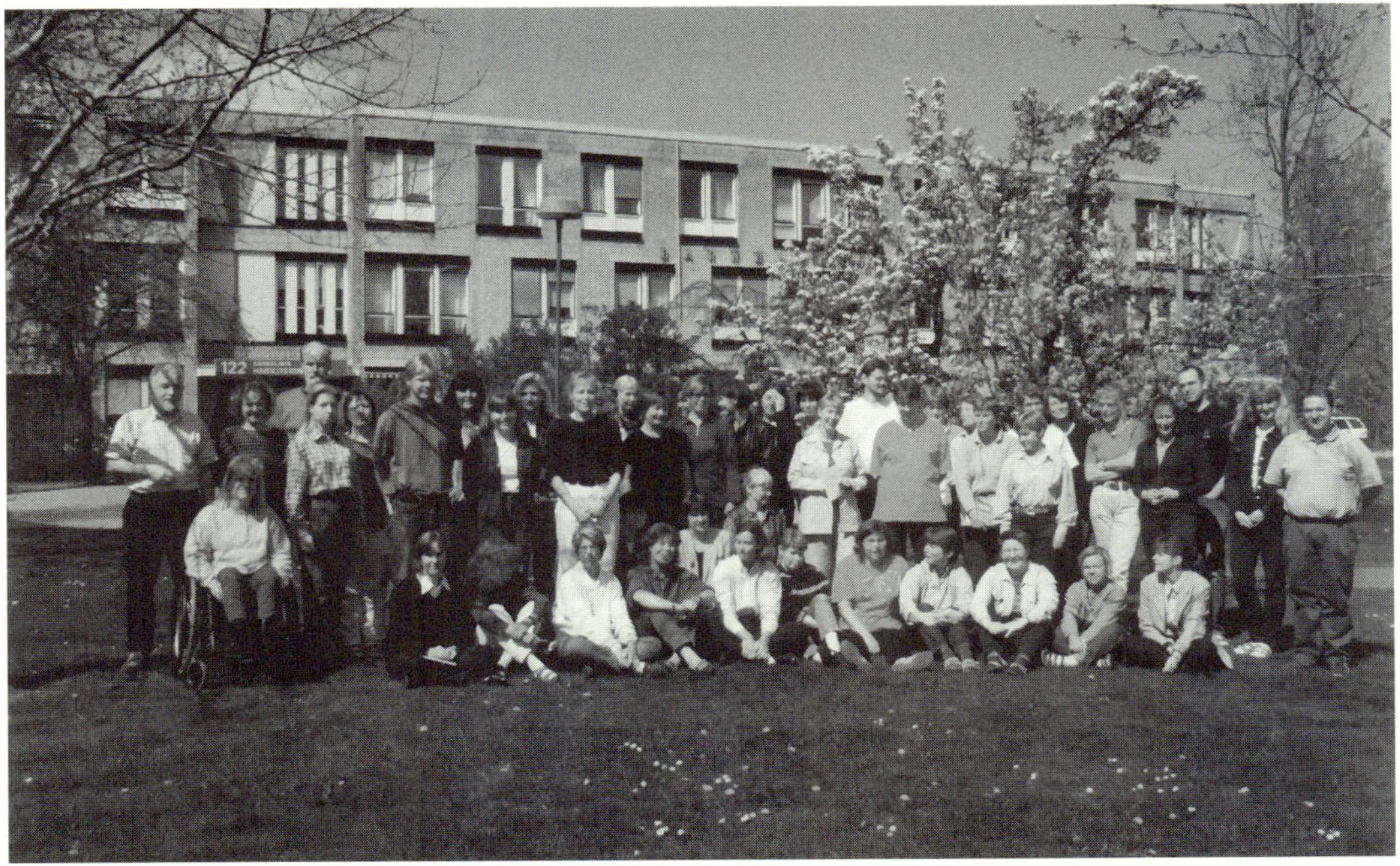

ハビリテーリングセンターのスタッフへありがとう
（Ett stort tack till alla mina kollegor pa Habiliteringen i Malmö.）

著者紹介

河本　佳子（こうもと・よしこ）

1950年、岡山市生まれ。

1970年、岡山県立短期大学保育科を卒業と同時にスウェーデンに移住。

1974年、ストックホルム教育大学幼児教育科卒業。以後、マルメで障害児教育に携わる。

1992年、ルンド大学医学部脳神経科作業療法学科卒業。

その他、同大学でドラマ教育学、心理学の基本単位修得。

1999年、スコーネ地方自治体より25年間勤続功労賞を授与。

マルメ大学総合病院ハビリテーリングセンターで作業療法士として2012年２月まで勤務。

現在、医療福祉コンサルタントとして活動。

著書：『スウェーデンの作業療法士』（新評論、2000年）

『スウェーデンののびのび教育』（新評論、2002年）

『スウェーデンのスヌーズレン』（新評論、2003年）

『スウェーデンの知的障害者』（新評論、2006年）

『スウェーデンにおける医療福祉の舞台裏』（新評論、2013年）

訳詩：『ヨタヨタくもさん』（Stegelands Forlag, 1981）。

共著："*Surgery of the spastic hand in Cerebral Palsy*" The journal of Hand Surgery British and European,1998.

E-mail : komotokomo@hotmail.com

スウェーデンの作業療法士

――大変なんです！　でも最高に面白いんです――　（検印廃止）

2000年２月15日　初版第１刷発行

2013年４月10日　初版第７刷発行

著　者　河本佳子

発行者　武市一幸

発行所　株式会社　新評論

〒169-0051
東京都新宿区西早稲田３-16-28

電話　03(3202)7391

振替・00160-1-113487

印　刷　フォレスト

製　本　清水製本所

装　丁　山田英春

イラスト　河本佳子

落丁・乱丁はお取り替えします。

定価はカバーに表示してあります。

Printed in Japan

ISBN4-7948-0475-X

新評論　好評既刊　　教育・福祉を考える本

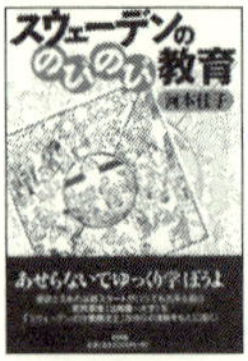

河本佳子
スウェーデンの　のびのび教育

意欲さえあればいつでも再スタートができる国の豊かな教育事情。
[四六上製　254頁　2100円　ISBN4-7948-0548-9]

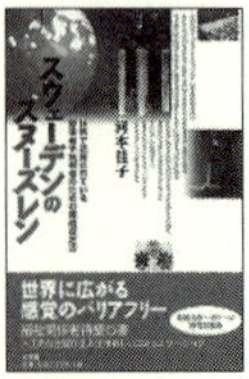

河本佳子
スウェーデンのスヌーズレン
世界で活用されている障害者や高齢者のための環境設定法

刺激を与えることで感覚受理能力を高める新しい環境づくりの手法。
[四六上製　208頁　2100円　ISBN4-7948-0600-0]

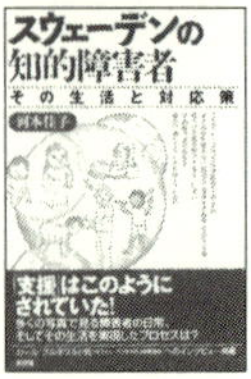

河本佳子
スウェーデンの知的障害者
その生活と対応策

「共存社会」に生きる障害者の人々の生活と支援策の実例を紹介。
[四六上製　252頁　2100円　ISBN4-7948-0696-5]

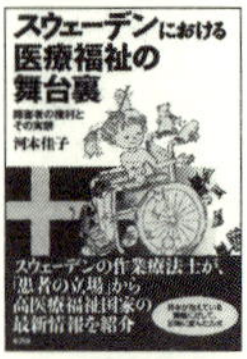

河本佳子
スウェーデンにおける医療福祉の舞台裏
障害者の権利とその実態

作業療法士が「患者の立場」から高医療福祉国家の最新事情を紹介。
[四六上製　232頁　2100円　ISBN978-4-7948-0926-1]

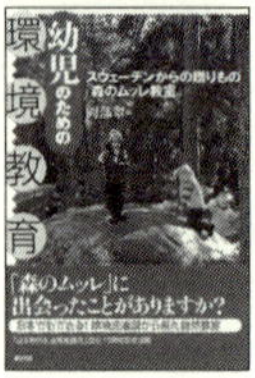

岡部　翠　編
幼児のための環境教育
スウェーデンからの贈りもの「森のムッレ教室」

環境先進国発・自然教室の実践ノウハウと日本での取り組みを詳説。
[四六並製　284頁　2100円　ISBN978-4-7948-0735-9]

＊表示価格はすべて消費税（5%）込みの定価です。